EMANUELE CIULLI

SORRISI 3.0

Come Raggiungere il Benessere Psicofisico e Aumentare la Tua Autostima Avendo Cura dei Tuoi Denti e del Tuo Sorriso

Titolo

"SORRISI 3.0"

Autore

Emanuele Ciulli

Editore

Bruno Editore

Sito internet

http://www.brunoeditore.it

Sommario

Prefazione

«Nonno, ma tu che lavoro fai?» «Creo e miglioro i sorrisi delle donne, degli uomini e dei bambini». Ricordo ancora quando ero un bambino e mio nonno Carmine mi raccontava il suo lavoro: io creo i sorrisi delle donne, degli uomini e dei bambini.

Questa passione è stata assorbita da mio padre Alberto che, insieme a mio nonno, ha creato, nello storico studio di Roma, un punto di riferimento dell'odontoiatria italiana. Anche dopo la scomparsa di mio nonno, il mio papà, il dottor Alberto, come tutti lo chiamavano, mi diceva: «Vuoi venire con me a vedermi disegnare la bocca alle persone?» E certo che ci andavo! Andavamo a creare i sorrisi, come faceva mio nonno.

Ho studiato come un matto per tanti anni, mi sono formato con luminari della chirurgia orale e della maxillo-facciale, mi sono impegnato molto per poter diventare un abile "disegnatore di bocche". Ho modernizzato totalmente lo storico studio, dotandolo delle migliori tecnologie, per poter esercitare tutte le discipline odontoiatriche con le tecniche più avanzate e per poter risolvere, in modo completo, le patologie del cavo orale. Mi sono contornato di altrettanti specialisti da me selezionati per essere all'avanguardia in ogni specialità odontoiatrica.

Oggi credo di avere imparato l'importanza e il significato di quello che diceva mio nonno: "io creo sorrisi". Creare un sorriso non significa solo prestare una cura odontoiatrica, ma contribuire a creare un benessere profondo, fisico e psichico. La mia ricompensa più grande? Ricevere un sorriso.

Con questo libro voglio rispondere alle domande più frequenti che spesso sono causa della paura del dentista. Vieni con me, ti porterò nel viaggio del sorriso.

Emanuele Ciulli

Introduzione

Oggi l'odontoiatria non è più quella scienza che crea sorrisi focalizzandosi solo sulla cura del dente, come avveniva all'epoca di mio nonno, oggi è diventata una disciplina che deve considerare tutta una serie di varianti del cavo orale, che possono essere responsabili delle alterazioni dell'equilibrio dei parametri vitali e psicofisici.

Attraverso la lettura di questo libro, voglio affrontare con te un viaggio, mostrandoti i nuovi orizzonti di cura nel campo odontoiatrico, che non si limitano solo alla cura del dente, o quanto meno a quello che succede non curandolo, ma si estendono a quello che accade adottando una visione sistemica del problema. Voglio darti una chiave di lettura e la possibilità di risolvere alcuni problemi per riacquistare quel benessere psicofisico che, spesso, viene alterato da condizioni del cavo orale in disordine.

Ad esempio, le problematiche gengivali possono essere le responsabili di complicanze cardiache o renali, la malposizione dei denti, o le abitudini viziate, creano alterazioni posturali con dolori distribuiti al rachide o alla cervicale, le complicazioni legate alle apnee notturne (OSAS) e una cattiva masticazione per la mancanza anche di pochi denti sono responsabili di difficoltà della digestione e così via.

Vorrei affrontare con te la così tanto temuta paura del dentista, terrore di tanti bambini e anche di tanti adulti, mostrandoti quali sono le tecniche che permettono di superare senza traumi i trattamenti e, infine, come può il tuo dentista migliorare un aspetto del tuo volto dal punto di vista estetico, modificando la forma e il colore dei denti o attraverso trattamenti dalla minima invasività sulle labbra.

Nella mia attività, spesso vedo pazienti che, per la paura del dentista, dovuta a esperienze traumatiche avute in età pediatrica, trascinano situazioni complesse che abbracciano non solo il cavo orale, ma anche la postura e l'aspetto relazionale.

L'età che richiede una maggiore attenzione, da un punto di vista psicologico, è quella pediatrica, in cui è necessaria una dedizione smisurata da parte di colleghi specialisti nella pedodonzia che diano tranquillità e sicurezza per poter così evitare, da grandi, bagagli traumatici. A causa di traumi psicologici acquisiti da piccoli, spesso ho serie difficoltà a fare anche una semplice visita in età adulta, tanto che più di qualche volta sono stato costretto a visitare nel mio ufficio, lontano dalla poltrona operativa.

Fortunatamente, con l'utilizzo di procedure come la sedazione cosciente, anche i più fobici si fanno trattare senza alcun trauma, riacquistando una fiducia che oramai era persa. Pertanto voglio suscitare il tuo interesse in merito a quanto sia importante un corretto approccio sin dalla prima visita, cercando di capire il paziente nella sua interezza e assecondando le sue paure e ansie, senza banalizzarle o sdrammatizzarle in modo inopportuno.

La prima visita avviene mediamente tra i 5 e gli 8 anni, e devono essere presi in considerazione tutti gli aspetti, quali lo sviluppo dentale, osseo e posturale, anche mediante l'utilizzo di apparecchiature sofisticate che permettono di fare misurazioni sulla previsione della crescita.

Il secondo periodo che richiede particolare attenzione abbraccia una fascia di età più ampia, dai 9 ai 18 anni, periodo della dentizione mista, in cui si deve controllare lo sviluppo dentale associato alla crescita corporea. In questo periodo, se non si interviene opportunamente, si stabilizzano situazioni responsabili di problematiche conclamate in età adulta.

Il terzo periodo vede una cura rivolta a un'età superiore ai 20 anni fino ai 50, in cui vengono compensate e risolte le problematiche trascurate o mal gestite in età pediatrica, oppure conseguenti ad abitudini viziate acquisite nel tempo.

Dopo i 50 anni, si può considerare un quarto e ultimo periodo, in cui si evidenzia una serie di problematiche più gravi legate alla mancanza di denti o a protesi incongrue, con conseguente ripercussione sulla postura, sulla digestione e, spesso, per mancanza di una corretta igiene del cavo orale, patologie che, per la diffusione di batteri a livello sistemico, hanno compromesso cuore e reni.

Quest'ultimo periodo è anche molto delicato da affrontare, poiché possono esserci fattori di insicurezza relazionale, soprattutto in quei pazienti portatori di protesi mobile. Proprio per questo vorrei raccontarti una storia.

La signora Francesca, paziente che nel tempo ha subito numerosi trattamenti odontoiatrici, per una serie di motivi è arrivata a portare una protesi mobile sull'arcata superiore. Un giorno, mentre la stavo visitando, le proposi una riabilitazione rivoluzionaria per levare l'apparecchio e sostituirlo immediatamente con uno fisso, abbandonando il concetto di protesi mobile.

Lei, emozionata e incredula che si potesse fare questo, mi confessò che, per colpa della protesi mobile, responsabile di una fonazione alterata, durante i pasti non frequentava più le sue amiche, non andava più ai pranzi organizzati dai figli, insomma, si sentiva esclusa e voleva rimanere in disparte per la paura di essere additata. Per tutte queste evidenze riscontrate nella mia professione, quello che farò è mostrarti nuovi orizzonti odontoiatrici per giungere a un benessere psicofisico, da bambino e da adulto, e riequilibrare quelle situazioni già avanzate.

Molte persone all'inizio hanno un po' di confusione su questa visione sistemica di valutazione, ma poi si rendono conto dei benefici che si ottengono a cascata sull'organismo ricreando una perfetta armonia tra cavo orale e il resto del corpo.

Mi interessa moltissimo che, alla fine di questo percorso, tu abbia le idee chiare del perfetto equilibrio che il nostro organismo raggiunge quando viene considerata ogni sua dimensione. In questo percorso puoi contare su di me!

Capitolo 1:
Come valutare lo stato di salute dei tuoi denti

Mi interessa molto che tu abbia le idee chiare sin dall'inizio. Tutti gli eventi che si sviluppano da adulti sono l'evoluzione di abitudini e comportamenti che si assumono sin da bambini. Fino a qualche decennio fa, non esistevano studi in merito e quindi veniva trascurata l'età pediatrica per tutto ciò che riguardava lo sviluppo del cavo orale, tanto che oggi si assiste ancora alle conseguenze di una mancata cultura " dentale" negli anni passati.

Il cavo orale è formato dalle mucose, dalle labbra, dai denti, dalle gengive, dalle ghiandole salivari, dalla lingua e dalle strutture ossee dei mascellari. Ognuno di questi elementi partecipa al corretto equilibrio dell'apparato stomatognatico. Vorrei darti alcune nozioni in merito al corretto funzionamento e di come possa portare benefici al resto dell'organismo.

Un alterato movimento della lingua o delle labbra può portare ad alterazione della fonazione e della masticazione. La lingua è un muscolo molto forte, capace di avere una grossa influenza sullo spostamento dentale e partecipa sia alla fonazione – posizionandosi in determinate zone del cavo orale per emettere così suoni come S, L e R – sia al fare scorrere il bolo verso la gola con la deglutizione.

Un uso non corretto porta inevitabilmente a un'alterata fonazione o a difficoltà nella deglutizione con ripercussioni, nel caso della deglutizione, sull'apparato digerente. Infatti, la prima digestione avviene nel cavo orale con la triturazione del cibo e con l'attività enzimatica della saliva. Ho assistito spesso a bimbi che, avendo una motilità linguale alterata, avevano difficoltà nel mangiare, spesso anche rifiutando il cibo. Il perdurare di tale fenomeno porta, da grandi, a una forma di insicurezza.

I movimenti linguali devono avere un'ampiezza tale da portare la punta dietro gli incisivi a bocca aperta e un'estrusione fuori dalle arcate dentarie per almeno metà.

Anche la fonazione è correlata alla difficoltà di motilità linguale, per la presenza del frenulo sottolinguale corto, tanto che può impedirne il movimento, o a sviluppi mandibolari non corretti, che obbligano la lingua a una posizione di "comodo", ossia schiacciata sul pavimento orale. Altre volte il movimento scorretto è secondario a una malposizione dei denti: questa situazione la si nota quando la lingua si interpone fra gli incisivi non facendo chiudere bene le arcate dentarie o quando, a bocca chiusa, la lingua scivola fra i molari.

Anche il sigillo labiale ha un ruolo importante nella deglutizione. Un mancato sigillo porta a quella che è definita deglutizione atipica. È importante intercettare queste disfunzioni e ripristinare la funzione con un lavoro di équipe tra dentista, ortodontista e logopedista.

Voglio anche suscitare il tuo interesse parlandoti di come alcune problematiche del cavo orale, come le carie, l'alitosi e le gengiviti, conseguenza di una cattiva igiene orale, possono ripercuotersi sui comportamenti da adulti, portando a una minore autostima e all'insicurezza.

Come già detto precedentemente, tutto inizia dal bambino. Durante questo periodo di crescita, è opportuno evitare atteggiamenti scorretti. La tecnica di alimentazione e il tipo di alimentazione predispongono a problematiche quando sarà grande. Un allattamento al seno è da preferire a un allattamento artificiale in quanto, con la suzione forzata e non a cascata, come avviene nei biberon, viene stimolata la muscolatura periorale, scongiurando problematiche nella crescita dei mascellari e della muscolatura linguale, ampliando il movimento in modo da stimolare la punta e non il dorso della lingua e, non per ultimo, stimolando la muscolatura labiale a formare il sigillo.

L'allattamento al seno è una procedura fondamentale per lo sviluppo del bambino anche per il latte che riceve, che è fonte di sostanze costituenti il corretto sviluppo dei denti, dell'apparato muscolo-scheletrico e del sistema immunitario. Bypassare questo percorso fondamentale nel percorso del bambino, con l'utilizzo improprio di biberon, può far nascere una serie di abitudini viziate responsabile di errati atteggiamenti posturali e ortopedici del cavo orale.

Altra abitudine trasmessa dai genitori è l'utilizzo di biberon e ciucci spesso "conditi" con sostanze dolciastre, come miele, zucchero o creme di cioccolato. Questa procedura, adottata soprattutto nelle ore serali per stimolare il sonno, ha conseguenze devastanti, poiché è responsabile di un alterato sviluppo dei mascellari, a causa di una suzione non corretta e duratura nel tempo, e della formazione di carie a carico degli elementi dentari per l'elevato contenuto zuccherino.

L'innalzamento continuo della glicemia, soprattutto prima di addormentarsi, predispone il bimbo a patologie sistemiche gravi come il diabete e l'obesità. Con uno sviluppo non corretto dei mascellari e della muscolatura orale, in età adulta si assisterà a malposizione dentaria, con problematiche a carattere discendente che si ripercuotono a carico della postura, con dolori articolari.

Fluoro

Nella mia attività quotidiana, mi sento chiedere spesso dalle mamme se è necessario dare il fluoro o meno. Questa sostanza, oggi così controversa e discussa, ai fini dello sviluppo e della protezione dentale ha un ruolo fondamentale. Le linee guida prevedono un'assunzione per via sistemica, sotto forma di gocce, dal sesto mese di età fino ai 3 anni, quando inizia a lavarsi i denti, con un dosaggio di 0,25 mg/die, e, dopo i 3 anni fino ai 6 anni, 0,50 mg/die solo se consigliato dal pediatra o dal proprio dentista.

Il fluoro trasforma la composizione della struttura dentale da idrossiapatite in fluoroapatite, garantendo stabilità al dente, che resiste così agli attacchi degli acidi prodotti dal batterio streptococco mutans, e scongiurando il rischio di carie. Una forma alternativa di assunzione del fluoro, quando il bimbo è più grande e inizia a lavarsi i denti, è l'applicazione topica con dentifrici contenenti fluoro sotto le 1.000 ppm, mettendo sullo spazzolino un quantitativo di dentifricio definito "pea-size", oppure dal proprio dentista, attraverso l'applicazione di mascherine riempite con un gel al fluoro e mantenute a contatto con i denti.

Un'ulteriore forma alternativa prevede l'applicazione, mediante coppette rotanti, di una pasta al fluoro su ogni singolo dente. La scelta della tecnica è dettata principalmente dalla sensibilità del bambino, visto che le mascherine non vengono tollerate da tutti.

Nonostante i benefici a livello dentale, il fluoro richiede

un'assunzione oculata. Non tutti hanno bisogno di questa integrazione alimentare e oggi, con la nostra alimentazione ricca di nutrienti, spesso non è necessaria. Molti abitanti di paesi limitrofi al viterbese, nelle vicinanze di Roma, non hanno assolutamente bisogno di fluoro, anzi, avendone in eccedenza nelle acque potabili, e di conseguenza nella loro dieta, vanno incontro a quell'evento chiamato fluorosi, per cui i denti assumono un aspetto gessoso con macchie nere, tipico di chi assume eccessive quantità di fluoro.

Secondo le linee guida del Ministero della Salute, la concentrazione minima di fluoro nelle acque da bere per esercitare un effetto protettivo sulla salute dei denti è stimata a circa 0,5 mg/litro, fino a un massimo di 2 mg/litro. Gli studi epidemiologici svolti dal Ministero della Salute, in merito all'assunzione o meno del fluoro in relazione a patologie cancerogene, ci chiariscono che non si è vista correlazione tra assunzione di fluoro e patologie tumorali liberandoci dal dibattito fluoro sì o no.

Sono stati evidenziati, invece, gli effetti tossici, a carico dell'apparato scheletrico, delle concentrazioni superiori a 10 mg/litro, con rischio di aumento di fratture ossee, mentre non si evidenzia una correlazione tra malformazioni congenite e acqua fluorata assunta dalla madre.

L'Autorità Europea per la Sicurezza Alimentare ha emanato dei valori guida per definire la soglia giornaliera per l'assunzione di fluoro:

- 1,5 mg/giorno bambini 1-3 anni.

- 2,5 mg/giorno bambini 4-8 anni.

- 5 mg/giorno bambini 9-14 anni.

- 7 mg/giorno tutti i soggetti sopra i 15 anni.

L'Organizzazione Mondiale della Sanità ha stabilito la concentrazione di fluoro, nelle acque destinate al consumo umano, in 1,5 mg/litro, ritenendo concentrazioni superiori responsabili della fluorosi.

Avendo letto queste righe, ti sarai reso conto come un piccolo gesto prolungato nel tempo possa essere responsabile di grandi conseguenze da adulto. Con ciò non voglio creare del terrorismo, ma voglio aiutarti a comprendere le conseguenze di alcuni comportamenti dannosi.

La prima visita

Con la prima visita odontoiatrica in età pediatrica è possibile intercettare alterazioni del cavo orale ancora facili da risolvere. Una corretta salute del cavo orale si basa sull'assunzione di atteggiamenti corretti, costanti e ripetitivi nel tempo.

Nonostante sia la zona del nostro corpo più facile da controllare, è anche la più trascurata. Spesso è opportuno fare con la prima visita odontoiatrica un'ortopanoramica e un telecranio, esami radiografici di routine che mettono in evidenza la conformazione dei mascellari, il processo di sviluppo degli elementi dentari e, non per ultimo, le alterazioni della base del naso e dei seni paranasali.

È opportuno così verificare la corretta formula dentaria con il corretto cambiamento e formazione strutturale.

Una visita precoce permette di intercettare atteggiamenti errati, come avviene nei respiratori orali, spesso affetti da ipertrofia dei turbinati o delle adenoidi. Tale condizione clinica la troviamo in soggetti allergici e, se non intercettata in tempo, avremo, associato, uno sviluppo facciale con viso allungato, definito dolicofacciale, con occhiaie pronunciate e scarso sviluppo del mascellare in senso trasversale.

Un respiratore orale, anche in età adulta, è un soggetto che, per una ridotta ossigenazione, manifesta sonnolenza e perdita di attenzione nelle ore diurne, un aumento della formazione di carie, gengiviti ed alitosi ed è predisposto a patologie cardiovascolari. Molto importante è vedere la conformazione, dopo i 6 anni, dei molari permanenti.

Conformazioni con solchi profondi e stretti richiedono il trattamento con le sigillature al fine di prevenire la formazione della carie. È un trattamento preventivo che prevede una pulizia del fondo del solco, allargandolo e riempiendolo con un materiale resinoso, inizialmente fluido, che si solidifica con una lampada ultravioletta. Usualmente non si utilizza l'anestesia, poiché non è doloroso, e scongiura il rischio di carie anche nei bimbi meno avvezzi all'uso dello spazzolino e con cariorecettività elevata.

Non sempre sono necessarie le sigillature. L'efficacia delle sigillature si vede nel tempo; per essere efficaci, non devono staccarsi permettendo il passaggio dei batteri in profondità. La corretta esecuzione delle sigillature è fortemente bambino-sensibile, poiché spesso non è possibile montare la diga, ossia la guaina che isola il dente dalla saliva, cosa che compromette il risultato nel tempo.

È opportuno intercettare anche le alterazioni dei movimenti delle labbra e della lingua per evitare alterazioni della fonazione e della deglutizione, con conseguenze a carico degli elementi dentari e della digestione.

Fatta una prima valutazione obiettiva extra-orale, andiamo a valutare i singoli elementi dentari andando a rilevare la presenza di carie, gengiviti o lesioni delle mucose orali. Un corretto equilibrio del cavo orale è il primo passo per il raggiungimento di un benessere psicofisico.

Le apnee notturne

Un ruolo fondamentale svolto dal tuo dentista è diagnosticare e trattare una problematica piuttosto diffusa: quella delle apnee notturne o sindrome da apnee ostruttive (OSAS). L'apnea ostruttiva nel sonno è una condizione caratterizzata da ripetuti episodi di apnea completa o parziale (ipopnea), cioè una cessazione del flusso di aria attraverso le vie aeree superiori durante il sonno.

Il russamento associato alle apnee è il rumore generato dalla vibrazione dei tessuti molli orofaringei; tale rumore è una conseguenza della turbolenza del flusso aereo, dovuta a una riduzione del calibro delle vie aeree. Questa sindrome può interessare qualsiasi età, pediatrica e adulta.

In età pediatrica, colpisce dall'1 al 6% degli individui, con conseguenze come sonnolenza diurna, scarso rendimento scolastico, cefalea diurna, enuresi notturna, problemi comportamentali e aumentato rischio di patologie cardiovascolari. Nel bambino questo problema è considerato benigno e spesso è associato alla respirazione orale diurna.

La diagnosi viene fatta sottoponendo un questionario ai genitori, per avere una valutazione domiciliare, e un esame clinico intraorale e strumentale al bimbo. Durante l'esame clinico, i segni che devono essere rilevati sono: allungamento facciale tipico del respiratore orale, affollamento dentale, gengiviti ricorrenti, mento arretrato e stretto, infezioni frequenti alle vie aeree superiori, obesità.

Il primo trattamento rivolto a questi bambini è per migliorare la condizione respiratoria, liberando o migliorando la pervietà delle vie aeree superiori, attraverso dispositivi su misura che permettono un posizionamento mandibolare più avanzato portando la lingua verso il pavimento orale e aumentando così il flusso di aria.

La valutazione ortodontica ha un ruolo fondamentale. In caso di mascellare superiore contratto e stretto, l'utilizzo di un espansore rapido permette di aumentare i diametri trasversali del mascellare superiore migliorando, anche in questo caso, la funzione respiratoria.

Associata alla terapia ortodontica deve essere presa in considerazione la collaborazione con uno pneumologo e con un logopedista per una riabilitazione miofunzionale della lingua e del normale processo respiratorio.

L'odontoiatra deve saper individuare ipertrofie dei turbinati visibili anche con una semplice ortopanoramica e indirizzare presso un allergologo per approfondire le probabili allergie responsabili di questa condizione patologica. Inoltre, deve sapere individuare condizioni che richiedano una visita dallo pneumologo per approfondire le difficoltà respiratorie, allo scopo di verificare la necessità di una maschera CPAP e, nel caso si trattasse di bambini obesi, la necessità di un controllo del peso con l'aiuto di un nutrizionista.

Per poter fare una corretta diagnosi di OSAS, il solo esame clinico non è sufficiente, ma è necessario eseguire una polisonnografia domiciliare, esame che viene fatto mediante un apparecchietto dotato di un saturimetro e due cannule nasali. È un esame molto banale ma che può dare delle informazioni molto utili prima di arrivare ad altri specialisti. Infatti, con questo strumento, fornito dal proprio odontoiatra, è possibile analizzare la presenza o meno di apnee e la loro intensità. È molto utile nei bambini sotto i 3 anni e in età adolescente e permette di bypassare, in molti casi, la polisonnografia ambulatoriale.

Anche in età adulta ritroviamo la sindrome da apnee ostruttive.

Secondo dati epidemiologici del Ministero della Salute, ne soffre il 49,5% della popolazione maschile di età compresa tra i 40 e gli 85 anni e il 23,4 % della popolazione femminile. La conseguenza di tale sindrome comporta una riduzione della saturazione dell'ossigeno arterioso con possibile aumento dell'anidride carbonica ematica. Le apnee sono causa anche di sforzi respiratori con aumento della frequenza cardiaca e aumento della pressione arteriosa.

I segni tipici sono caratterizzati da forte russamento con pause respiratorie, risvegli con sensazione di soffocamento, xerostomia. Il sonno, in questi pazienti, non raggiunge mai la fase profonda, portando nelle ore diurne stanchezza e sonnolenza, perenne irritabilità e influendo sulla qualità della vita.

I rischi clinici possono evolvere con gravi conseguenze, come cardiopatie ischemiche, ictus, aritmie cardiache, ipertensione arteriosa e polmonare. Anche in questo caso, il tuo dentista svolge un ruolo fondamentale andando a valutare segni diagnostici locali mediante indagini strumentali, con l'utilizzo di una polisonnografia portatile. Se lo strumento dovesse rilevare un numero significativo di apnee, è dovere del dentista individuare le cause e attuare procedure per migliorare la pervietà delle vie aeree superiori, per quanto riguarda la sua specializzazione, con l'aiuto di un'équipe medica formata da figure come cardiologo, pneumologo, nutrizionista, maxillo-facciale e otorino.

Le cause di apnea notturna in età adulta sono legate al fattore obesità, per accumulo di grasso nello spazio nella regione sottomentale e negli spazi faringei; il sovrappeso, in generale, causa una lassità dei tessuti faringei e la macroglossia. Un modo per migliorare il sonno, riducendo così il fenomeno delle apnee, è acquisire una serie di accortezze per una corretta igiene del sonno, evitando l'assunzione di alcolici nelle ore serali, di farmaci che possono deprimere il sistema nervoso, di pasti abbondanti e riducendo il numero di sigarette serali.

Anche negli adulti migliorare il flusso d'aria è una condizione indispensabile. Un metodo semplice e immediato prevede l'utilizzo di determinati dispositivi intraorali su misura, che permettono di protrudere la mandibola, liberando il faringe e distendendo la lingua sul pavimento orale, facendo così aumentare il flusso d'aria.

Nei casi più gravi, la CPAP, una maschera che immette aria in modo forzato, è una soluzione indispensabile per aumentare il flusso d'aria. Il solo utilizzo della CPAP alle volte non è sufficiente perché, se non viene utilizzato un apparecchio che libera le vie aeree, l'aria continua a non passare. Per questi pazienti è importantissima la cooperazione di più specialisti per ricreare un equilibrio funzionale completo. L'OSAS è riconosciuta come una delle cause più frequenti di eccessiva sonnolenza diurna e, come tale, causa di incidenti stradali o lavorativi.

Bruxismo

Un fenomeno molto diffuso, che colpisce 3 bambini su 10 in età prescolare, è il bruxismo. Secondo una definizione del 2013, data a una Consensus Conference, il bruxismo è un'attività ripetitiva dei muscoli della mandibola caratterizzata dal serramento o dal digrignamento dei denti e/o dalla pressione in posizione fissa della mandibola. Distinguiamo due tipi di bruxismo:

- *Bruxismo del sonno*: con attività muscolari fasiche e toniche, è un digrignamento per cui si ha un'abrasione delle superfici dentarie e avviene nelle ore notturne.

- *Bruxismo della veglia*: nelle fasi del risveglio, consiste in attività muscolari toniche, raramente fasiche, con sovraccarico muscolare e articolare; il paziente riferisce dolore ATM, limitazione all'apertura della bocca e rumori articolari.

Si tratta di un'abitudine a digrignare i denti durante il sonno, è definito un disturbo del movimento del sonno e tende a scomparire con il crescere e con il completamento dei denti permanenti.

Le cause sono molteplici; è un disturbo involontario legato ai microrisvegli, cioè ad improvvise e brevi interruzioni del sonno, e qualunque fattore disturbante può essere responsabile di microrisvegli: fattori come lo stress legato a fatti della vita quotidiana o anche una malattia possono essere responsabili dei microrisvegli e stimolare così il bruxismo. Spesso il papà o la mamma, sentendo il proprio bimbo digrignare i denti, cercano di farlo smettere svegliandolo. Questa procedura non va assolutamente fatta, il bimbo deve continuare a dormire.

Un'altra concausa del bruxismo in dentizione decidua è legata al rimodellamento dell'articolazione temporo-mandibolare. Solitamente non presenta alcuna conseguenza, se non il fatto che può portare a un'abrasione dei denti decidui. Solitamente un bambino bruxista al mattino si risveglia con modesti mal di testa, denti indolenziti e dolori a livello dei muscoli masticatori, ma la problematica tende a scomparire con il crescere e con l'eliminazione del fattore stressante scatenante. In questa fase non è necessario utilizzare alcun presidio protettivo come il *bite*.

Il bruxismo, oltre che in età pediatrica, si manifesta anche in età adulta; l'eziologia è multifattoriale con cause di origine centrale e locale. Tra i fattori esogeni che stimolano il bruxismo troviamo fumo, alcol, droghe e farmaci.

Da studi recenti, si è vista una correlazione tra OSAS e bruxismo, infatti, si pensa che sia una protezione dall'apnea, poiché, durante le fasi di digrignamento, si ha una protrusione mandibolare che permette un aumento dell'airway space. Le cause sono da attribuire a fattori scatenanti stressanti. Oltre che di notte, nell'adulto si manifesta anche nelle ore diurne, quando è in mezzo al traffico, durante l'attività sportiva o quando è preso da pensieri.

Nell'adulto le conseguenze che si possono avere sono l'abrasione dei denti, con un abbassamento della dimensione verticale (altezza dei denti) fino ad arrivare, nei casi più gravi, all'esposizione della polpa dentale con necessità di devitalizzare gli elementi. Un continuo digrignare è causa di diffusi dolori mandibolari, continui mal di testa e dolori cervicali. Il trattamento, in questi casi, è ortopedico, mediante l'utilizzo di un *bite* con la funzione di protezione dentale

Igiene e prevenzione

Iniziamo con il dire che un lavoro molto importante lo fai tu a casa con un buon controllo dell'igiene, rimuovendo almeno due volte al giorno la placca che si deposita sulle superfici dentarie con il semplice uso dello spazzolino e del filo interdentale.

Insisto sul fatto che debba essere un'attività quotidiana e specialmente prima di andare a letto, perché nelle ore notturne abbiamo una riduzione della produzione di saliva per un meccanismo definito circadiano.

La scarsa produzione di saliva nelle ore notturne comporta una riduzione del suo effetto tamponante e un aumento dell'attività degli acidi prodotti dai batteri provenienti dalla fermentazione acida degli zuccheri, che portano il Ph del cavo orale a un valore acido di 5,5.

Proprio per questo motivo, anche un regime alimentare corretto è determinante ai fini della salute dentale, e prevede, specie nelle ore serali, che si eviti l'assunzione di carboidrati. Adottando solo questo semplice metodo, vedrai anche tu come può essere facile mantenere una bocca sana.

Oltre a seguire queste regole basilari, puoi incrementare la riduzione della carica batterica con l'ausilio di un collutorio a base di clorexidina. Ne esistono di vari tipi, con varie concentrazioni (0,05%, 0,12% e 0,2%); ti consiglio di usare, nei trattamenti che si protraggono oltre i 30 giorni, quello a concentrazione più bassa, ossia 0,05%, facendo attenzione a non esagerare e stando sotto il controllo del tuo odontoiatra. Gli sciacqui con clorexidina devono essere fatti mantenendo il prodotto per almeno 30 secondi e il lavaggio dei denti deve sempre essere antecedente lo sciacquo, poiché alcuni dentifrici hanno componenti che inattivano l'effetto disinfettante.

Un uso eccessivo di clorexidina, specie di alcune marche, può portare a delle pigmentazioni nere dei denti e comunque tutti i collutori, se usati a lungo, portano a un'alterazione della flora saprofita del cavo orale e dei sapori.

I comportamenti da assumere, per avere una corretta igiene orale al fine di mantenere una carica batterica bassa, sono, pertanto, primo fra tutti, scegliere il giusto spazzolino da denti, in seguito valuteremo la scelta di un dentifricio atto alle nostre esigenze e infine andremo a scegliere presidi accessori, come scovolini e filo interdentale. Analizziamoli singolarmente.

Di spazzolini ne esistono di mille tipi e di mille colori, ma per la scelta del giusto spazzolino si devono analizzare la testina, le setole e la loro forma. La scelta della testina viene fatta in base all'età dell'utilizzatore, alle dimensioni della bocca e alla manualità. A mio avviso una testina piccola, misura 35, è una grandezza ideale che permette di raggiungere il fondo del cavo orale senza stimolare il riflesso emetico. Una testina di misura superiore è consigliata a chi ha denti grandi e bocca grande.

Un ruolo fondamentale è svolto dalle setole, che possono essere sintetiche o naturali, taglienti o arrotondate, dure, medie o morbide. Anche in questo caso, la scelta è personale e legata alla manualità. Sicuramente sconsiglio di prendere delle setole dure con punta tagliente, l'ideale è medio-morbido con setole arrotondate di natura sintetica. Assolutamente non prendere le setole naturali di tasso, che, oltre a essere taglienti, trattengono batteri permettendo la loro replicazione. Esiste anche uno spazzolino ultrasoft, ideale per coloro che sono stati sottoposti a un intervento di chirurgia orale.

Scelto lo spazzolino, dobbiamo vedere come utilizzarlo. Per quanto sia una procedura semplice e banale, richiede le sue accortezze. Esistono varie tecniche e la più conosciuta è quella di Bass. Questa tecnica richiede uno spazzolino un po' diverso, con un numero di setole inferiore rispetto ai soliti. Si inizia inclinando lo spazzolino a 45° e, con movimenti rotatori massaggianti, si cerca di spingere le setole sotto gengiva così da rimuovere lo strato di batteri protetto dalle gengive. Il movimento gengivale deve essere fatto sia sul lato esterno del dente sia su quello interno.

Questa tecnica, seppure molto valida, se fatta con troppa energia, può provocare delle recessioni, lesioni gengivali che espongono la radice del dente e che analizzeremo nei prossimi capitoli. Onde evitare di lesionare le gengive, una tecnica valida è quella di spazzolare dalla gengiva verso il dente con uno spazzolino non troppo aggressivo.

Lo spazzolino va usato sin da piccoli, perché i bambini devono prendere dimestichezza con lo strumento; le prime volte lo morderanno, ma anche questo modo di agire partecipa alla rimozione della placca. La durata di uno spazzolino è di massimo 3 mesi, se utilizzato quotidianamente, dopo è vivamente sconsigliato usarlo perché, non avendo più le setole dritte, oltre a non pulire, danneggia i tessuti gengivali.

Adesso che abbiamo fatto un'ampia veduta degli spazzolini, andiamo ad analizzare i dentifrici. Esistono diversi tipi di prodotti, ma i parametri da tenere sotto controllo sono il contenuto di fluoro, sostanza fondamentale per scongiurare il rischio di carie, e l'RDA che esprime l'abrasività del dentifricio.

Normalmente il valore RDA ha un range che va da 0 a 200; nei dentifrici a uso quotidiano non deve superare il valore 70 per non danneggiare lo smalto. Troviamo invece, nei dentifrici sbiancanti, valori superiori a 100, per cui ne è vivamente sconsigliato l'utilizzo frequente.

Oltre a questi parametri, all'interno del dentifricio sono presenti altre sostanze per un utilizzo più mirato a risolvere una determinata patologia.

- *Dentifrici desensibilizzanti.* Sono dentifrici che aiutano a rendere i denti meno sensibili e che, tramite l'azione di sali di fluoruro, nitrato di potassio e zinco citrato, remineralizzano smalto e dentina. Dopo trattamenti sbiancanti, o sedute di igiene che possono far aumentare la sensibilità, questi dentifrici possono essere applicati dopo il lavaggio serale dei denti come creme sulla superficie tra dente e gengiva, lasciandoli agire per tutta la notte. Questo trattamento fa migliorare la sintomatologia nel giro di 1/2 settimane.
- *Dentifrici anticarie.* Contengono fluoro minerale indispensabile per la remineralizzazione dello smalto dei denti e agiscono come antibatterico. L'attività del fluoro, legandosi allo ione calcio, rafforza lo smalto rendendolo resistente agli acidi del

cavo orale. Per i bambini al di sotto dei 6 anni sono sconsigliati dentifrici con concentrazione di fluoro non al di sopra delle 500 pp/m, onde evitare, con l'ingestione involontaria, il rischio di fluorosi.

- *Dentifrici antiplacca.* Sono dentifrici disinfettanti che hanno un'alta concentrazione di cloruro di sodio che, stimolando la saliva, aumenta l'effetto tamponante, lo iodio, che ha azione antibatterica, e sali di metalli, come zinco, stagno e alluminio, che fanno precipitare le proteine e creano una pellicola protettiva. Sono altresì presenti enzimi che bloccano la proliferazione batterica.

- *Dentifrici antitartaro.* Hanno come ingrediente principale i pirofosfati, che bloccano la precipitazione dei sali di calcio, scongiurando la formazione del tartaro.

- *Dentifrici disinfettanti.* Sono dentifrici che devono essere usati solo sotto indicazione del dentista, poiché contengono clorexidina, un disinfettante che, se usato in eccesso, può alterare l'equilibrio della flora saprofitica.

Un trattamento domiciliare che aiuta molto la salute dei tuoi denti è l'utilizzo delle foglie di salvia; infatti, le capacità abrasive delle foglie e l'azione dei minerali, come calcio, magnesio, potassio, sodio e ferro, ma anche gli oli essenziali presenti al loro interno, cooperano al miglioramento di una corretta salute orale e a un effetto sbiancante e rinfrescante. Proprio per questa sua ultima proprietà, è molto indicato in caso di alitosi.

Altro strumento indispensabile nel mantenimento dell'igiene domiciliare è il filo interdentale. Anche di questa categoria ne esistono diversi, per sopperire alle varie esigenze.

- *Filo tradizionale cerato*. Viene utilizzato in dentizione naturale con spazi interdentali anche stretti. La sottigliezza e la fluidità permettono il passaggio quasi ovunque, migliorando l'igiene. Il problema di questo filo è che, se usato con forza, può tagliare, creando lesioni gengivali, definite cleft, o, nei casi più avanzati, recessioni gengivali.

- *Floss*. È un filo che può essere già pretagliato ed è composto da una parte intermedia con spugnetta e due estremità rigide. Di solito viene usato per passarlo sotto manufatti protesici sfruttando le estremità rigide. Molto utile nella dentizione naturale in cui sono presenti spazi interdentali più ampi.

L'ultima categoria di strumenti per una corretta igiene orale sono gli scovolini e i monociuffo. Gli scovolini sono spazzolini cilindrici da utilizzare negli spazi interdentali o interimplantari. Ne esistono di diametri differenti, secondo le necessità. Un uso troppo aggressivo di questo strumento può provocare un aumento dello spazio interdentale dovuto all'erosione delle strutture naturali. Il monociuffo, invece, è uno spazzolino piccolo, utile per detergere i settori posteriori negli spazi interdentali.

Come hai visto, esistono tante soluzioni domiciliari che aiutano a prevenire il rischio di patologie gengivali e dentali. Prima di acquistare qualsiasi cosa, fatti consigliare dal tuo dentista la soluzione più adatta a te e, non per ultimo, fatti spiegare il corretto utilizzo, onde evitare di provocarti lesioni.

Al trattamento domiciliare va associato il trattamento professionale, con cadenza periodica a 3/4/6 mesi, che ti verrà consigliato dall'igienista secondo le tue condizioni cliniche.

Il trattamento professionale viene fatto dopo una valutazione delle condizioni gengivali; si inizia utilizzando gli ultrasuoni che eliminano macroscopicamente la placca batterica, per poi continuare con uno strumentario manuale, la courette, per rimuovere la placca più adesa e profonda.

Soprattutto nelle ore successive al trattamento odontoiatrico si può percepire una normale aumentata sensibilità al freddo, che si può far regredire utilizzando collutori o dentifrici desensibilizzanti. Dopo tutti i procedimenti di igiene, è necessario l'utilizzo di un collutorio disinfettante.

Il motivo di questa aumentata sensibilità dipende da una riduzione del volume gengivale e dalla rimozione del tartaro che, di conseguenza, espone il cemento radicolare non protetto dallo smalto e quindi più soggetto a insulti esterni. Se l'esposizione radicolare non è legata anche a un riassorbimento osseo, nel giro di poco tempo si ristabilizza il disagio con il riposizionamento della gengiva al margine tra smalto e cemento.

Studi di recentissima pubblicazione su riviste internazionali («European Heart Journal», 2020 00 1-14) hanno messo in evidenza il ruolo fondamentale che ha una bassa carica batterica nel cavo orale. Infatti si evince che una scarsa igiene orale porta a una disseminazione di batteri in tutto l'organismo, aumentando il processo infiammatorio sistemico e lo stress sistemico e accelerando, così, il processo di invecchiamento e il relativo sviluppo di malattie degenerative stimolate da mediatori infiammatori come interleuchine chemochine, interferone, prostaglandine ecc.

Lo studio mette in stretto rapporto le patologie del cavo orale con le abitudini alimentari errate. L'associazione dei due fenomeni porta alla disbiosi, cioè una riduzione della diversità del microbiota intestinale, un aumento del carico batterico e il conseguente aumento dell'infiammazione locale.

A livello sistemico, avremo aumento dei batteri circolanti, attivazione dei leucociti, infiammazione cronica, attivazione delle cellule endoteliali con conseguente infiammazione degenerativa, responsabile dell'invecchiamento, come aterosclerosi, patologie cardiopatiche e degenerazione cerebrale.

Conseguentemente al trattamento di igiene, una procedura molto richiesta, indice di salute del cavo orale, è lo sbiancamento. Questa procedura viene effettuata utilizzando prodotti a base di perossido di carbammide o di idrogeno a concentrazioni differenti secondo l'intensità di sbiancamento da raggiungere. Queste sostanze agiscono sulla componente organica del dente, eliminando tutti i fattori responsabili della discromia.

Perché possa agire, il materiale deve essere attivato da lampade ultraviolette o dal laser, applicandoli simultaneamente sia sul singolo dente sia su tutta l'arcata. L'applicazione di questi prodotti deve essere fatta sotto lo stretto controllo del dentista, onde evitare danni irreparabili a carico degli elementi dentari o delle gengive per l'eccessiva esposizione o per il non corretto posizionamento del materiale.

Una procedura che sta avendo sempre più successo è lo sbiancamento domiciliare. Questa procedura permette di ottenere risultati eccellenti ed esiste in due forme: giorno e notte. Al paziente vengono consegnate delle mascherine termostampate, ricavate da un'impronta dentale tradizionale, con il prodotto, che dovrà essere applicato secondo le indicazioni del dentista e mai diversamente. È una procedura che, secondo il grado di compromissione dell'elemento, può durare da qualche giorno fino anche a un mese.

La complicanza tipica dello sbiancamento è un'ipersensibilità al freddo che tende a scomparire nel giro di qualche giorno mentre, se è fatta con il laser, l'ipersensibilità al freddo è quasi inesistente. I risultati sono spettacolari, ma bisogna avere particolare attenzione se si vuole che lo sbiancamento rimanga a lungo nel tempo. Bisogna evitare sostanze colorate come caffè, vino rosso, cola e sigarette.

Combattere l'alitosi

Un problema molto diffuso, e che crea grandi ansie nelle relazionali interpersonali, è l'alitosi. Nella maggior parte dei casi, è causata da una cattiva igiene e dunque dalla presenza di batteri nel cavo orale che possono stabilizzarsi nelle rughe della lingua, all'interno delle cripte tonsillari, con i residui alimentari, o per la presenza di batteri responsabili della malattia parodontale.

Anche una bocca secca, per l'assunzione di alcuni farmaci che riducono la salivazione o per problematiche di natura anatomica, può essere responsabile di un cattivo odore.

Il cattivo odore origina dalla produzione di composti volatili dello zolfo. Per ridurre o eliminare la spiacevole sensazione, è necessario assumere determinati accorgimenti di igiene orale e di vita quotidiana. Tra questi, ti ricordo di spazzolare i denti, per almeno due minuti, tre volte al giorno, subito dopo i pasti, non dimenticandoti di spazzolare accuratamente anche la lingua, cercando di arrivare anche nella parte più distante.

Ricordati, dopo aver sciacquato, di fare, soprattutto la sera e la mattina, dei gargarismi, così da rimuovere eventuali residui alimentari che possono essersi depositati sulle cripte tonsillari.

La mattina perché nelle ore notturne può manifestarsi, con lo stare supino tante ore, il reflusso gastroesofageo, problematica molto diffusa, che può causare irritazione e ristagno – sulle mucose, nel faringe e nel cavo orale – di succhi gastrici e residui alimentari responsabili del cattivo odore. La sera è anche consigliato al fine di rimuovere eventuali residui alimentari che possono depositarsi e ristagnare tutta la notte.

Un'altra accortezza da prendere è l'utilizzo del filo interdentale, nelle ore serali, al fine di rimuovere eventuali residui alimentari che spesso si depositano negli spazi interdentali o sotto i manufatti protesici. L'utilizzo del collutorio è un valido aiuto al fine di abbattere la carica batterica responsabile dell'alitosi. Se non sono presenti problemi di gengivite o malattia parodontale, è sufficiente l'utilizzo di collutori a base di oli essenziali o di erbe aromatiche, senza necessariamente ricorrere all'uso della clorexidina che, a lungo andare, altera la sensibilità delle mucose e pigmenta i denti.

È opportuno anche bere tanta acqua in rapporto allo stile di vita – mediamente, 1 litro e mezzo al giorno è una dose adeguata – e approfondire quali alimenti possano essere i responsabili dell'alitosi.

Di solito, le sostanze ricche di zuccheri portano a una proliferazione dell'attività batterica, con aumento dell'acidità legata alla fermentazione degli zuccheri, quindi ti sconsiglio vivamente un'alimentazione ricca di carboidrati nelle ore serali.

Altre sostanze responsabili del cattivo odore, oltre ai già noti aglio e cipolla, sono le sostanze grasse, come i formaggi stagionati.

Durante il giorno, è di aiuto masticare gomme senza zucchero che stimolano la secrezione salivare aumentando l'effetto tampone e riducendo la secchezza della bocca. Nei pazienti che sono stati sottoposti a terapia radiante o a chemioterapia, spesso si ha una riduzione della produzione della saliva, con manifestazioni ricorrenti della candida orale. Questa problematica è legata alla presenza di un saprofito del cavo orale che, in caso di abbassamento delle difese immunitarie e di xerostomia (ridotta salivazione), è causa di bruciore diffuso, con la produzione di placca biancastra sulle mucose, rimovibile meccanicamente e di cattivo odore. Molto utile, in questi casi, fare sciacqui con acqua e bicarbonato – 2 cucchiaini da tè diluiti in mezzo bicchiere d'acqua – o, in alternativa, utilizzare collutori o gel a base di aloe, come *Alovex* o *Froben*.

La malattia parodontale è un altro fattore che predispone allo sviluppo di composti volatili dello zolfo (CSV). Infatti, pazienti con parodontite cronica presentano alte concentrazioni di CSV intraorale, insieme a sanguinamento gengivale, presenza di tartaro, mobilità dentale e malattie gengivali, come la gengivite ulcero-necrotica o il *cancrum oris*.

Spesso l'alitosi la si percepisce anche in quei pazienti portatori di protesi mobile, poiché alcuni manufatti protesici sono fatti con resine di non recente concezione, che presentano un elevato grado di porosità e in cui si depositano i batteri responsabili di un aumento delle emissioni di gas solforosi.

Anche i respiratori orali sono candidati a soffrire di alitosi e questo perché la difficoltà a respirare con il naso porta a un ristagno di muco, rinorrea posteriore e accumulo di muco e pus nel rinofaringe. Anche in caso di patologie sistemiche, come il diabete mellito, per l'accumulo di chetoni nel sangue, che vengono eliminati con la respirazione, si percepisce il classico odore di acetone, oppure malattie epatiche, come la cirrosi, con tipico odore di solfato di idrogeno, o in persone affette da malattie renali, per cui il tipico odore è uremico.

Altre condizioni le ritroviamo nell'intolleranza al lattosio, o negli ipoglicemici, per formazione di prodotti metabolici del catabolismo proteico e lipidico, e nell'aumento della temperatura corporea sotto attività fisica o in concomitanza con stati febbrili, poiché la disidratazione tende a diminuire la secrezione salivare, aumentando la saburra linguale.

Xerostomia

Altra condizione che causa forte disagio è la xerostomia, cioè la mancanza di saliva o la sua ridotta produzione. La saliva è una sostanza prodotta dalle ghiandole salivari maggiori, parotide, sottomandibolare e sottolinguale, e dalle ghiandole salivari minori, che troviamo distribuite all'interno del cavo orale su palato, labbra e guance. Troviamo secrezione sierosa a carico della parotide, secrezione mista con prevalenza sierosa a carico delle sottomandibolari e secrezione a prevalenza mucosa a carico della sottolinguale.

Questa sostanza è formata per il 98% da acqua e, per il restante 2%, è composta da elettroliti come sodio, potassio, calcio, magnesio e bicarbonato, composti antibatterici come perossidasi e immunoglobuline del tipo A ed enzimi come lipasi, ptialina e lisozima. La funzione principale della saliva è quella di inumidire, ammorbidire e far scivolare il bolo alimentare verso l'esofago, evitando così di lacerare l'epitelio del cavo orale.

Altre funzioni della saliva sono quella digestiva, per la presenza di ptialina con capacità di scindere il glucosio in molecole più piccole, e quella disinfettante, proteggendo il cavo orale dall'attacco dei batteri con la presenza di enzimi come lisozima e lattoferrina, nonché attraverso l'effetto dello ione bicarbonato che neutralizza l'effetto acido dei batteri cariogeni.

La mancanza di saliva è un disturbo piuttosto fastidioso, soprattutto quando deglutisci, mangi o parli, e può manifestarsi come effetto collaterale di alcuni farmaci, di patologie autoimmunitarie, di conseguenze del trattamento irradiante o chemioterapico, oppure come conseguenza di malattie autoimmunitarie.

La bocca secca ha un impatto devastante sulle gengive e sui denti. Nella mia realtà clinica, mi è capitato di visitare persone che, a causa di una scarsissima secrezione salivare, nell'arco di brevissimo tempo hanno visto una demolizione dentale impressionante, nonostante il tempestivo intervento restaurativo. I primi sintomi sono bocca secca, bruciore, difficoltà a deglutire e un forte aumento del cattivo odore dell'alito. I rimedi sono bere acqua a temperatura ambiente, evitare di assumere sostanze dolciastre, masticare gomme senza zucchero che stimolino la secrezione salivare e ridurre il più possibile l'assunzione di alcol e tabacco.

Esistono prodotti farmaceutici che hanno una funzione umettante e lubrificante del cavo orale. Lo svantaggio di questi prodotti è che vengono rimossi nel breve tempo così da costringere a un continuo riposizionamento del materiale. Nei pazienti affetti da tumore del cavo orale, il trattamento con radiazioni provoca una profonda irritazione dei tessuti, con ridotta salivazione, che amplifica l'effetto irritante. Questa condizione può migliorare utilizzando collutori senza alcol e gel lenitivi a base di aloe.

Ptialismo

Problematica opposta alla xerostomia è lo ptialismo, che riscontriamo maggiormente nelle donne in gravidanza. Si pensa sia una risposta ormonale, soprattutto in quelle donne che, nel primo trimestre di gestazione, manifestano forti nausee. La produzione di

52

saliva è dovuta alla protezione dell'epitelio del cavo orale per i continui attacchi da parte degli acidi dell'emesi.

Ora che abbiamo visto alcune problematiche legate ad abitudini viziate o a comportamenti errati, vorrei proprio per questo accompagnarti in un percorso in cui analizzerò tutta una serie di patologie dentali per cui è necessario andare dal dentista e risolverle.

RIEPILOGO DEL CAPITOLO 1:

- SEGRETO n. 1: fare la prima visita odontoiatrica intorno ai 6 anni.

- SEGRETO n. 2: guarda la mobilità della lingua e delle labbra, chiedi consiglio anche al tuo dentista e, se necessario, valuta un consulto con il logopedista.

- SEGRETO n. 3: fai attenzione alle apnee notturne (OSAS), sia nel bambino sia nell'adulto; il tuo dentista può aiutarti a scoprirle, con un esame obiettivo e con l'ausilio di una polisonnografia domiciliare, e a risolverle.

- SEGRETO n. 4: il bruxismo, nel bambino normale, tende a diminuire con la crescita, nell'adulto l'eziologia è lo stress dannoso per i denti; in caso di apnee notturne, può funzionare da protezione nelle OSAS poiché, portando la mandibola in protrusiva, aumenta l'airway space.

- SEGRETO n. 5: combattere l'alitosi è facile seguendo alcune regole: controlla l'alimentazione, spazzola bene anche la lingua, fai i gargarismi la mattina e la sera.

Capitolo 2:
Come risolvere i comuni problemi dentali

Vorrei parlarti di una patologia piuttosto frequente, la carie. È una delle malattie croniche più diffuse al mondo: uno studio epidemiologico condotto, su scala nazionale, su bambini di età compresa tra 4 e 12 anni, ha dimostrato che era affetto da carie il 21,6 % dei bambini di 4 anni e il 43,1% dei bambini di 12 anni.

Si può manifestare a qualsiasi età, sia sui denti decidui sia su quelli permanenti. I fattori eziologici sono da attribuire ai trattamenti ortodontici, a diete ricche di carboidrati, a disabilità e patologie sistemiche. Il responsabile è un batterio, lo streptococco mutans, che, nei momenti subito dopo i pasti, tende ad aderire alle superfici dentarie mediante un biofilm.

La presenza di zuccheri attiva un meccanismo, definito fermentazione acida, tramite il quale sviluppa degli acidi che iniziano a intaccare lo smalto, formando delle macchie definite white spot o brown spot secondo il colore che assumono. Quando si manifesta questa situazione clinica, le mamme tendono a portare i propri bimbi al controllo odontoiatrico per l'inestetismo spesso evidente sui settori frontali.

Alcune volte deve essere fatta una diagnosi differenziale con delle macchie che si sviluppano sul colletto dei denti decidui, causate da un batterio definito melaninogenico o cromogeno, cioè produttore di una sostanza, assolutamente non patogena, che pigmenta la superficie dentale. In questa prima fase puoi ancora avere un ruolo fondamentale, infatti, con il corretto (e insistendo un po') uso dello spazzolino, è possibile far regredire, in molti casi, sia la lesione sia le macchie batteriche.

Insisto molto sulla pulizia dei denti, specie nelle ore serali, perché l'attività della saliva, seguendo un ritmo circadiano, tende a diminuire riducendo così l'attività rimineralizzante e tamponante.

Un segreto per rimuovere le macchiette provocate dai batteri cromogeni è utilizzare uno spazzolino morbido sporcato con del bicarbonato da cucina e con un movimento massaggiante rotatorio della superficie dentaria potrai rimuovere la macchia. Spesso si sottovaluta la condizione di white spot o brown spot, poiché asintomatica, dando luogo così a un'evoluzione del problema con la formazione della lesione dello smalto per cui è indispensabile l'opera del dentista.

L'approfondimento delle macchioline superficiali porta a quella che è definita lesione cariosa. Secondo la classificazione internazionale, esistono cinque classi secondo la zona del dente interessata.

- I classe: lesione che coinvolge la superficie occlusale.
- II classe: coinvolge la superficie occlusale e parte della zona interprossimale.
- III classe: riguarda i denti frontali per cui si caria la parete del margine del dente.
- IV classe: sempre nel gruppo frontale, per cui si cariano la parete e l'angolo incisale.
- V classe: sono le carie che si sviluppano sul colletto (margine tra dente e gengiva) del dente.

I dolori più importanti si manifestano invece quando abbiamo un approfondimento della cavità, con l'interessamento della dentina, fino a giungere al cuore del dente, la camera pulpare, con un forte incremento del dolore e, nelle fasi più avanzate, la formazione di un ascesso. Quest'ultima è una condizione di necrosi del dente, si manifesta con un gonfiore importante, distribuito anche all'emivolto, secondo la gravità, per cui è necessario l'utilizzo dell'antibiotico.

Quando la lesione è così profonda, è necessario un trattamento, definito devitalizzazione, attraverso il quale, mediante l'uso di strumenti meccanici rotanti, si esegue la sagomatura, la detersione e la disinfezione, rimuovendo tutta la componente organica, batterica e, non per ultimo, il dolore. Anche i denti da latte vanno incontro a devitalizzazione, la differenza del trattamento risiede nella modalità di chiusura del canale radicolare: nei decidui si usa una pasta a base di idrossido di calcio così da permettere l'eruzione del dente permanente, mentre nel dente permanente si usa un materiale plastico detto guttaperca.

I denti trattati con la devitalizzazione necessitano di un ulteriore trattamento, ossia il posizionamento di un manufatto protesico su misura, definito capsula o corona, atto a preservare la struttura e l'estetica. Tale presidio odontoiatrico viene applicato solo su denti permanenti e preserva l'estetica, perché il dente devitalizzato va incontro a discromie e, specie per i denti frontali incisivi e canini, è necessario ripristinare un colore omogeneo.

Preserva la struttura perché, non avendo più la componente organica, tende ad assumere una struttura cristallina più fragile e soggetta a fratture, che spesso richiedono l'estrazione del dente qualora nella rottura venissero interessate le radici. Il rinforzo strutturale è richiesto specialmente a carico degli elementi posteriori che, mediamente, sviluppano un carico pressorio di circa 80 kg per centimetro quadrato.

Una volta questo presidio veniva fatto in oro e ricoperto con la ceramica o con la resina, veniva usato l'oro per la facile malleabilità e per l'ottima biocompatibilità. Visti i gravosi costi di questo metallo, si era passati, fino a 15 anni fa, all'utilizzo di leghe biocompatibili, che hanno abbattuto i costi, ma hanno portato un aumento delle intolleranze verso i metalli e a un'estetica piuttosto discutibile.

Da un po' di anni è stato introdotto un nuovo materiale, lo zirconio, che, grazie alle sue caratteristiche, permette di ovviare a problematiche di natura estetica, non facendo più comparire il grigio del metallo, strutturale, perché più resistente delle leghe, e biologica, in quanto non crea intolleranze di alcun tipo né tantomeno fenomeni elettrogalvanici, cioè le scosse che si sviluppano per la presenza di metalli diversi anche con il solo avvicinare la forchetta al cavo orale.

La riabilitazione di denti compromessi richiede una serie di valutazioni, sia se sono trattati per la cura di carie dentarie sia se lo sono per riabilitazioni protesiche semplici o complesse. Entrambe le procedure necessitano di una valutazione funzionale masticatoria statica e dinamica, controllando l'occlusione e ricreando il corretto bilanciamento fra i denti antagonisti e quelli controlaterali. Questo passaggio è fondamentale per ovviare a problematiche di natura antalgica a carico dell'articolazione temporo-mandibolare e alle ripercussioni a carico della cervicale, del rachide e della postura.

Il dente affetto da carie di solito richiede un trattamento

ricostruttivo diretto alla poltrona, detto "chairside". Fino a 20 anni fa, era in uso un materiale formato dalla miscela di più leghe con il mercurio, detta amalgama. Vista la tossicità di quest'ultimo e dei componenti metallici e, non per ultimo, la brutta estetica, oggi non è più in uso, anzi, a chi ha elementi ricostruiti con questo materiale è fortemente consigliata la rimozione e la sostituzione con materiali resinosi di ultima generazione, al fine di eliminare la continua contaminazione dell'organismo.

Le reazioni avverse legate a intossicazione da amalgama sono stanchezza cronica, cefalea, variazioni di peso, anemia, sete eccessiva, mentre l'intossicazione da mercurio colpisce vari organi come cuore, apparato urinario, polmoni, sistema muscoloscheletrico e sistema immunitario. Le malattie correlate sembra siano artrite reumatoide e fibromialgia.

Perché si manifestino queste sintomatologie, ci devono essere la predisposizione del paziente e un quantitativo di otturazioni che giustifichi il contenuto di mercurio. La rimozione deve essere fatta con estrema cautela, onde evitare l'inalazione delle polveri e la deglutizione delle particelle di metallo, aggravando lo stato di intossicazione. Proprio per ovviare a questo pericolo, è d'obbligo il posizionamento di una guaina di gomma, definita DIGA, attorno agli elementi da trattare, così da impedire il contatto con il cavo orale, e di un aspiratore specifico per questa procedura.

Eseguita la procedura di rimozione del metallo, si procede alla sua sostituzione e ricostruzione con metodiche conservative per cui, mediante rilievo dell'impronta dentale e seguendo una tecnica tradizionale o digitale, si invia l'informazione al tecnico, che provvederà alla sua ricostruzione con materiale resinoso o ceramica che verrà riposizionato a distanza di qualche giorno.

La procedura riabilitativa protesica mediante corona in ceramica richiede passaggi differenti. Tutto inizia con la presa dell'impronta, passaggio che permette di trasmettere al tecnico le informazioni necessarie per poter sviluppare il manufatto protesico su misura, definito provvisorio. Questa procedura avviene dopo aver limato il dente e rimpiccolito di circa 2 mm di spessore, per poi poter accogliere un dente in resina necessario a proteggere il dente durante i vari step prima della consegna del definitivo.

L'impronta, come la preparazione del dente, sono procedure di grande precisione che seguono tecniche differenti. Le impronte possono essere prese in modo analogico o in modo digitale, tecnica ancora non molto diffusa negli studi dentistici. Quella analogica prevede il posizionamento di un cucchiaio riempito di una pasta morbida che, per circa 3 minuti, fino al suo completo indurimento, rimarrà in bocca. Questa tecnica, se fatta correttamente, è molto affidabile, ma altrettanto fastidiosa per l'ingombro e il senso di mancanza d'aria.

La procedura digitale prevede l'utilizzo di uno scanner che, tramite un lettore ottico, rileva la forma degli elementi dentari riportandoli in 3D sul computer. Questa tecnologia ha portato enormi vantaggi, sia per la comodità durante la procedura clinica, visto lo scarso ingombro e i circa 60 secondi impiegati per il rilevamento dei dati, sia in termini di prodotto finale, visto che il tecnico può lavorare il dettaglio con un forte ingrandimento che non avrebbe con i migliori microscopi ottici.

Realizzata la capsula, il lavoro ancora non è finito, infatti è necessario funzionalizzarla. Per fare questo, verrà montata in bocca senza fissarla definitivamente, allo scopo di analizzare la presenza di interferenze durante i movimenti. Questa procedura, perché non sia fatta in modo empirico, richiede l'utilizzo di apparecchiature digitali sofisticate che, tramite il posizionamento fra le due arcate di un sensore digitale, rilevano anche la più piccola interferenza, così da poterla rimuovere e ultimare il lavoro.

Facendo così, scongiuriamo il rischio di compromettere l'articolazione temporo-mandibolare, sviluppando dolori in apertura e in chiusura o durante la masticazione. L'articolazione temporo-mandibolare è un sistema articolare composto da un'estremità del ramo della mandibola, definito condilo (parte mobile dell'articolazione), e una parte del cranio concava dove si articola, mediante legamenti, muscoli e un menisco, il sistema temporo-mandibolare.

Questo complesso sistema può andare incontro a traumi che possono essere di natura estrinseca o intrinseca. I primi sono riconducibili a errata masticazione, traumi contusivi, lunghe sedute dal dentista, e si manifestano con dolore acuto, improvviso e diffuso, anteriormente l'orecchio e accentuato dall'apertura e dalla chiusura della bocca. Si risolvono solo dopo lunghi periodi di trattamento mediante applicazioni laser, antinfiammatori sistemici, miorilassanti cortisonici e con l'aiuto di un *bite*, presidio, quest'ultimo, che ha lo scopo di rilassare i muscoli masticatori.

Se il dolore articolare non viene curato tempestivamente, il rischio di sviluppare tetania muscolare, con conseguente riduzione di apertura della bocca, è molto probabile. Il dolore è il primo campanello di allarme, è un indice di iperattività muscolare con produzione di acido lattico e conseguente acidosi locale, formazione di edema e difficoltà nell'apertura della bocca.

La masticazione è un atto fisiologico che avviene ogni 60-70 secondi prima della deglutizione. Se la mandibola non può completare l'atto, a causa di precontatti, si attivano movimenti contraddittori che possono assumere 2 modalità:

1. di serramento forzato cercando un'occlusione stabile nonostante il precontatto;
2. di digrignamento al fine di consumare il precontatto.

Esistono situazioni per cui il dente è così compromesso da doverne effettuare l'estrazione e programmare anche la successiva riabilitazione per ripristinare il corretto bilanciamento occlusale e ovviare alla sua mancanza. Quando la problematica interessa gli elementi posteriori, spesso mi sento dire: «Tanto non si vede, mi abituo»; oppure: «Non è un dente frontale, posso aspettare».

Questa reazione, tipica di chi vuol fuggire per paura, è l'inizio di una serie di comportamenti che portano a sviluppare patologie definite a distanza che coinvolgono l'apparato stomatognatico e posturale.

Il riposizionamento di un elemento mancante è una condizione necessaria per il corretto funzionamento del sistema masticatorio; la mancanza di un corretto equilibrio è responsabile di dolori trigeminali, cervicali, mascellari e muscolari, tipica conseguenza di un sovraccarico mal distribuito ai muscoli masticatori.

Essendo il cranio collegato alla cervicale, una mancata sinergia muscolare porta a una compensazione della posizione da parte dei muscoli del collo, con conseguente distribuzione del dolore al rachide, sconvolgendo anche la postura. Tutte queste alterazioni sono visibili su apparecchiature diagnostiche che evidenziano il cambio di posizione e la contrattilità muscolare.

I denti del giudizio

Una delle problematiche che affligge maggiormente il paziente odontoiatrico è la paura dei denti del giudizio. Sono dei denti che insorgono in tarda età, verso i 18 anni, ed essendo gli ultimi a uscire sono quelli che hanno più difficoltà a emergere per la mancanza di spazio.

Migliaia di anni fa, esisteva anche un altro dente, definito il nono dente, che ancora oggi si trova in qualche bocca. L'evoluzione della specie, legata a un'alimentazione sempre più precotta e con meno necessità di masticazione, ha portato a una riduzione dello splancnocranio, e dunque anche dello spazio disponibile per i terzi molari, tanto che, sempre più spesso, compare la necessità di rimuovere denti che, non avendo lo spazio per erompere, sono responsabili di grandi dolori, con ripercussioni a livello dell'articolazione temporo-mandibolare.

La mancata eruzione in arcata dei denti del giudizio è definita inclusione, che può essere parziale o totale; in entrambi i casi, si può manifestare con un'infiammazione del tessuto attorno alla corona dentale, formando la pericoronite. L'inclusione totale solitamente si manifesta con dolore pressorio e pulsante con gonfiore e, spesso, trisma dei mascellari. Nei denti inclusi, il dolore è più raro rispetto ai semi-inclusi che, a differenza dei precedenti, erompono parzialmente in arcata, di solito con una cuspide all'interno del cavo orale.

L'ulcera che si viene a creare, permette il passaggio di batteri e residui alimentari che rimangono protetti al di sotto del guscio mucoso, per la difficoltà alla rimozione con lo spazzolino. L'accumulo di questi prodotti porta a uno progressivo stimolo infiammatorio che evolve con gonfiore e ascesso. La sintomatologia si manifesta in forma acuta con difficoltà ad aprire la bocca, mal di gola e difficoltà a deglutire.

La diagnosi viene fatta mediante esame Rx ortopanoramica e, in alcuni casi, è necessario un esame 3D per vedere meglio le strutture limitrofe, la più importante delle quali è un nervetto che passa spesso vicino alle radici e che bisogna fare attenzione a non ledere per non perdere la sensibilità, temporanea o permanente, dell'emilabbro inferiore destro, o sinistro, secondo il lato di interesse.

Molte volte, nonostante la stretta vicinanza di questa struttura nervosa, il trattamento chirurgico va eseguito ugualmente per non rischiare ascessi più gravi, che potrebbero comprimere le vie aeree, o per evitare di intossicarsi con continui trattamenti antibiotici, responsabili anche di antibiotico-resistenza.

La procedura chirurgica spesso è asintomatica; oggi, grazie all'utilizzo dell'anestesia, il dolore è facilmente modulabile e anche il postoperatorio è piuttosto gestibile, grazie all'utilizzo di farmaci antiedemigeni e antidolorifici e, in caso di traumi al nervo trigemino, si può intervenire con terapie di ultima generazione che ne facilitano il recupero.

Implantologia

Ripristinare un dente mancante oggi è una procedura semplice, conservativa e poco invasiva. Fino a qualche anno fa, l'equilibrio dentale veniva ripristinato esclusivamente mediante ponti o protesi mobili. Da quando il professor Brånemark ha scoperto, per caso, durante una serie di esperimenti, la biocompatibilità del titanio e la sua osteointegrazione, oggi, con l'implantologia, disciplina che studia la riabilitazione dentale mediante il posizionamento di viti in titanio nell'osso come sostitutivi della radice dentale, si sta abbandonando sempre più il vecchio concetto di protesi, tanto che ripristinare un elemento mancante è diventato più conservativo per gli elementi vicini sani e più confortevole.

Mimando le stesse caratteristiche dell'elemento mancante, e senza dover incorrere ad apparecchi rimovibili, l'implantologia è una soluzione vincente. L'odontoiatria si è molto evoluta negli ultimi 20 anni, soprattutto nel campo dell'implantologia e, infatti, prima l'impianto veniva messo dove c'era osso, con una valutazione estetica e una predicibilità funzionale molto scarse.

Anche la tecnica chirurgica era piuttosto invasiva, con postoperatori che impedivano la funzione per diversi giorni. Oggi la predicibilità estetica e funzionale ha fatto passi da gigante, infatti, con l'utilizzo di radiografie 3D a bassa emissione di radiazione e di software che ricreano in virtuale l'intervento chirurgico, è possibile stabilire tutto con netto margine di anticipo e vedere se è necessario fare una rigenerazione ossea o meno.

Anche l'abbinamento di Tac e impronta digitale è un'eccellenza odontoiatrica di ultimissima generazione; con un'unica seduta, posso progettare l'intervento senza la necessità di incisioni che creano un trauma chirurgico più importante. Infatti, avendo stabilito precedentemente la corretta posizione dell'impianto in virtuale, con l'ausilio di un software dedicato, attraverso un forellino di pochi millimetri posso posizionare il mio impianto prestabilendo anche la forma del dente più adatta.

Questa tecnica rivoluzionaria permette di riabilitare il paziente nell'immediato e farlo uscire dallo studio con i denti nuovi, quantomeno con il provvisorio, senza suture e abbassando tantissimo il rischio di fallimento implantare, infettivo e traumatico. Lo studio virtuale dell'intervento è molto utile in tutti quei casi di edentulia totale o quando si presentano condizioni di atrofia ossea grave.

Ricordo una cara paziente che mi era stata mandata per un consulto.

Le era stato prospettato un programma riabilitativo molto impegnativo, con interventi di ricostruzione ossea che avrebbero messo a dura prova il suo organismo, nonché il suo entusiasmo nel riavere i suoi denti, tanto che le era stato preventivato un periodo in cui avrebbe dovuto stare senza alcun presidio protesico e, di conseguenza, senza denti. Immagina che disagio avrebbe avuto.

Fatte le opportune indagini radiografiche, mi sono accorto immediatamente della situazione limite della signora. Ho studiato virtualmente in ogni singolo dettaglio la condizione ossea dei suoi mascellari, tanto che sono riuscito a programmare il posizionamento degli impianti e a far uscire la signora, il giorno dell'intervento, con entrambe le arcate dentarie e con i denti fissi provvisori. La signora non credeva ai suoi occhi e io ero entusiasta della sua incredulità.

Uno studio approfondito virtuale permette, come detto precedentemente, di valutare la necessità o meno di una ricostruzione ossea e, se lo è, quando e con quali tecniche deve essere fatta. Qualora, attraverso una valutazione tridimensionale del sito chirurgico da trattare ai fini implantari, risultasse un quantitativo di osso insufficiente, si deve procedere con una ricostruzione tridimensionale del sito.

La rigenerazione ossea consiste nel posizionare del materiale che abbia una funzione di osteoinduzione e osteoconduzione. Per far ciò, si può procedere in diversi modi mediante l'utilizzo di materiali che stimolino processi di apposizione ossea. I materiali per la rigenerazione possono essere di origine animale (suina, bovina o equina) e, tramite un opportuno trattamento, vengono deproteinizzati e deantigenizzati.

L'utilizzo di questa soluzione non prevede rischi a livello sistemico, sono materiali in commercio da più di vent'anni e, per il loro utilizzo, i pazienti devono essere avvisati perché alcune religioni ne vietano l'uso. Anche i pazienti donatori di sangue devono essere messi al corrente poiché, se non forniti di opportuna documentazione, rischiano di non poter più donare il sangue. Esiste infatti un modulo fornito dalle ditte, e riconosciuto dai centri di donazione del sangue, che deve essere dato al paziente.

Altri materiali rigenerativi sono quelli di origine sintetica, come coralli o biomateriali, il cui utilizzo può provocare in alcuni pazienti reazioni avverse. Come altre fonti di materiale abbiamo l'osso autologo, cioè del paziente stesso, prelevato in siti specifici. Le zone di prelievo si suddividono in intraorali ed extraorali; le prime sono la branca montante (ramo mandibolare), la sinfisi mentoniera, e può essere prelevato come listarella o con una tecnica meno traumatica in cui si utilizza un grattino da osso, un raschietto che, mediante una lama, gratta l'osso e lo raccoglie in un contenitore attaccato allo strumento.

Il vantaggio del prelievo osseo intraorale a differenza di quello extraorale risiede nel fatto che è un osso che ha la stessa origine embriologica, portando come vantaggio un ridotto riassorbimento nel tempo. Lo svantaggio è nel postoperatorio, che ha postumi invalidanti per diversi giorni, e la necessità di un secondo sito chirurgico. I siti extaraorali sono la cresta iliaca, la teca cranica. Il prelievo richiede un approccio più invasivo; si tratta infatti di interventi più complessi che richiedono la sala operatoria, un'anestesia generale e un'équipe medica formata in questo tipo di interventi.

Ulteriore alternativa ai precedenti materiali è l'osso omologo, cioè quello preso presso la banca dell'osso di origine umana. Tutte queste procedure richiedono l'utilizzo di membrane riassorbibili o non riassorbibili che hanno il compito di isolare il periostio dal materiale innestato ed evitare che l'osso posizionato vada incontro a riassorbimento. La scelta tra membrana riassorbibile e non dipende dal tipo di difetto, che può essere verticale o orizzontale.

Tecnica di ultima generazione, prevede l'utilizzo di griglie in titanio customizzate su un modellino tridimensionale ricavato dall'esame TC 3D. Queste griglie vengono modellate in modo da contenere il materiale per colmare il difetto e i vantaggi sono enormi, perché permettono un facile posizionamento e un facile fissaggio, accelerando notevolmente i tempi chirurgici.

La necessità di una ricostruzione ossea è dettata dalle dimensioni minime dell'impianto, che deve essere alloggiato in uno spazio con uno spessore non inferiore a circa 5 mm in senso vestibolo-palatale e un'altezza di almeno 6/8 mm. L'altezza è stabilita nei settori posteriori della mandibola dalla distanza che c'è fra il margine superiore della mandibola e il nervetto, ramo mandibolare del trigemino che passa all'interno del corpo della mandibola e porta la sensibilità ai denti e a mezzo labbro.

Nell'arcata mascellare, l'altezza è determinata nei settori posteriori dalla distanza che c'è tra il margine osseo e una cavità presente ai lati del naso, denominata seno mascellare, anteriormente dal pavimento del naso. Il seno mascellare è una cavità ai lati del naso, con una membrana all'interno rivestita da ciglia per la pulizia dell'aria. È in comunicazione con il naso attraverso un forellino detto meato medio.

Il seno mascellare, oltre ad alleggerire il cranio, serve a riscaldare l'aria che inspiriamo e a pulirla da pulviscolo e batteri contaminanti. Questa struttura anatomica è a stretto contatto con gli elementi dentari e alcune volte le radici pescano al suo interno. La mancanza dei molari molte volte porta a un aumento della pneumatizzazione del seno mascellare, con un incremento centrifugo a discapito dell'osso mascellare.

Molte volte riabilitare con degli impianti i settori posteriori dei mascellari richiede una procedura chirurgica che permetta l'aumento del volume osseo. Le tecniche utilizzate sono il piccolo rialzo del seno mascellare e il grande rialzo del seno mascellare. La prima tecnica viene effettuata quando si hanno almeno 5- 6 mm di osso in senso verticale. Non potendo mettere un impianto di lunghezza inferiore a 8 mm per una densità D4 (classificazione di Misch), siamo costretti, durante la preparazione ossea, a rompere con un osteotomo l'ultimo millimetro osseo senza lesionare la membrana cigliata al suo interno.

Tecnica più invasiva, e con più rischi, è il grande rialzo del seno mascellare, che viene effettuato quando l'osso in senso verticale ha un'altezza da 1 a 4 millimetri. In questo caso, dopo le opportune indagini radiografiche sulla fattibilità dell'intervento (assenza di sinusite o conformazioni anatomiche alterate), si procede facendo una botolina sotto lo zigomo per accedere alla membrana di Schneider che, con tecnica molto delicata, deve essere sollevata per fare spazio all'osso che verrà innestato.

I tempi di guarigione perché si riformi osso variano dai 4 ai 6-8 mesi, secondo il tipo di rigenerazione che vogliamo ottenere, dopodiché si può procedere con il posizionamento dell'impianto e attendere la guarigione che, anche in questo caso, richiede mediamente altri 6 mesi. In alcuni casi si può procedere con il posizionamento dell'impianto accelerando i tempi di guarigione, ma questa procedura non è tanto consigliata perché, in caso di infezione dell'osso o dell'impianto, il più delle volte si deve rimuovere tutto ripartendo da capo.

Molte volte la rigenerazione ossea è necessaria non solo per il ripristino della dimensione verticale ossea, ma anche per ripristinare il profilo vestibolare, in modo da ricreare il corretto profilo di emergenza dalla gengiva del dente armonizzando gli elementi dentari; nonostante questi spessori minimi, infatti, è necessario modificare i profili ossei per avere un dente con un profilo estetico proporzionale agli altri elementi.

Come ho detto precedentemente, quando si esegue l'estrazione di un dente, per un meccanismo fisiologico, si ha un riassorbimento della superficie esterna ossea che modifica il profilo gengivale rispetto gli altri denti facendogli assumere un aspetto più introflesso. Questa evoluzione del profilo gengivale in caso di riabilitazione dentale con impianti, o anche semplicemente con un ponte su denti naturali, lascia un residuo antiestetico particolarmente sgradevole e, per di più, un deficit funzionale dovuto alla permanenza di residui alimentari nel sovracontorno del dente.

In tal caso, si può procedere con tecniche di ingegneria tessutale che permettono di ricreare la conformazione gengivale corretta. La tecnica, da sempre utilizzata e ultimamente affinata dal professor Zucchelli, prevede il prelievo di una striscia di palato alta 5 mm, profonda 1 mm e lunga secondo le necessità del difetto da colmare, a cui viene rimosso il tessuto epiteliale esterno al fine di mantenere il solo connettivo privo di cellule adipose e tessuto epiteliale.

L'innesto di questo materiale è sinonimo di successo poiché permette di colmare in modo naturale qualsiasi entità di difetto. La procedura chirurgica, vista la minima invasività, ha una morbilità minima, a differenza delle procedure precedenti a seguito delle quali permane una forte invalidità a livello palatale. Tecniche alternative prevedono l'utilizzo di prodotti in commercio a base di collagene di origine animale, che viene posizionato nel difetto a sostituzione del connettivo. Il rischio di questa procedura è dovuto al riassorbimento del materiale che vanificherebbe l'intervento fatto.

Impianti sottoperiostei

Una tecnica riabilitativa implantare, in caso di atrofie ossee gravi, è quella degli impianti sottoperiostei. È una tecnica che esiste da diversi anni e oggi è riveduta e corretta grazie alle nuove tecnologie digitali.

La tecnica degli impianti sottoperiostei era stata abbandonata per la difficoltà procedurale, l'imprecisione del manufatto protesico, l'instabilità nel tempo e l'invasività chirurgica. Oggi, grazie alla valutazione preoperatoria con le Tac Cone Beam, è possibile studiare il mascellare anticipatamente, riducendo i traumi chirurgici ed elevando tantissimo l'affidabilità del prodotto. Infatti, grazie alle nuove tecnologie, ai pazienti che hanno gravi atrofie ossee, per cui qualsiasi trattamento rigenerativo sarebbe un fallimento, questa tecnica riabilitativa permette di riavere denti fissi in modo predicibile.

Previo esame tridimensionale del mascellare o della mandibola, si costruisce una griglia in titanio customizzata. Questa struttura verrà posizionata sotto il tessuto gengivale e fissata con delle viti alla struttura ossea, abbracciando il mascellare nella sua interezza e attribuendo, così, grande stabilità nel tempo. Tutta la struttura verrà sommersa dalla mucosa da cui usciranno degli attacchi per la connessione con la protesi.

Trovo questa tecnica eccezionale nei casi di grave atrofia, in cui non sarebbe possibile rigenerare osso e quindi posizionare impianti endossei, candidando il paziente alla protesi mobile.

Parodontologia (cura delle strutture di sostegno del dente)

Una patologia di particolare interesse clinico locale e sistemico è la malattia parodontale, una volta definita "piorrea". I primi sintomi si manifestano con gengivite acuta, sanguinamento e dolore spontaneo: anche in questo caso, i responsabili sono i batteri che, con un'aggressività elevata verso soggetti predisposti, aderendo sempre alla superficie dentale, vanno progressivamente a posizionarsi sempre più in profondità nei tessuti gengivali formando, con il progredire dell'infezione, la tasca parodontale.

La tasca parodontale è aumento della distanza dal margine della gengiva fino all'attacco connettivale che, in condizioni fisiologiche, è di 3-4 mm, mentre, in situazioni patologiche, a causa dell'infiammazione indotta dai batteri, aumenta per la distruzione dell'attacco connettivale e del riassorbimento osseo, fino a raggiungere l'estremità del dente con compromissione della stabilità dentale.

L'organismo, non potendo eliminare direttamente con il sistema immunitario gli elementi patogeni, attiva un meccanismo mediato dai macrofagi, che attivano gli osteoclasti, che porta al progressivo riassorbimento osseo con una altrettanto progressiva mobilità dentale. È opportuno intervenire in tempo, altrimenti l'esito finale è la perdita del dente.

Si procede inizialmente con un controllo periodico della placca e sedute di igiene a cadenza più ravvicinata, onde evitare il riacutizzarsi della patologia e scongiurare così il riassorbimento osseo. Non tutti i pazienti rispondono in questo modo all'attività di questi batteri, c'è una predisposizione genetica, tanto che esistono dei test assolutamente non invasivi che permettono di diagnosticare una predisposizione genetica alla malattia parodontale e di verificare, altresì, nel dettaglio, che tipo di flora batterica è responsabile della problematica.

Da studi effettuati dall'AHA (American Heart Association), si è anche notato che soggetti con problematiche parodontali gravi sono spesso anche affetti da alterazioni delle pareti arteriose cardiache, e di conseguenza più soggetti ad aterosclerosi e patologie ischemiche.

Anche recenti studi pubblicati su riviste internazionali mettono in risalto la correlazione tra batteri del cavo orale e malattie cardiache, come la fibrillazione atriale. Infatti, da un articolo scritto sulla rivista internazionale «European Journal of Preventive Cardiology», rivista della Società Europea di Cardiologia, si evince che una corretta pulizia dei denti è associata a minor rischio di fibrillazione atriale e di scompenso cardiaco. Ricerche precedenti dimostrano che una scarsa igiene orale porta alla presenza di batteri nel sangue causando un processo infiammatorio diffuso nell'organismo responsabile di fibrillazione atriale e scompenso cardiaco.

Per ovviare alla progressiva perdita di osso e alla conseguente mobilità, dopo aver selezionato i batteri patogeni, si somministra terapia farmacologica antibiotica per preparare il paziente a un intervento chirurgico di rimozione del tessuto infetto e conseguente ricostruzione ossea.

L'intervento deve essere fatto da odontoiatri specializzati in questi trattamenti, capaci di gestire i tessuti molli e di prevenire alterazioni estetiche sgradevoli, nonché funzionali, legate al rischio di asportazione della gengiva interdentale responsabile della formazione dei cosiddetti "buchi neri" che danno passaggio di saliva e deposito di residui alimentari.

Altra problematica estetica gengivale riguarda la recessione gengivale che, per malposizioni dentarie, per la presenza di piercing, per uno spazzolamento troppo aggressivo o per la placca, porta a un riassorbimento del tessuto rosa, esponendo la radice con conseguenti forte sensibilità al freddo e maggiore suscettibilità alle carie per la mancanza dello smalto a livello radicolare, nonché a un forte inestetismo quando sono coinvolti i denti frontali.

Anche qui è previsto il trattamento chirurgico e, in caso di denti malposizionati, anche ortodontico, prevedendo il riallineamento dentale e il riposizionamento della gengiva vicino al bordo dello smalto, ristabilendo il corretto equilibrio tra gengiva e dente.

Altra disarmonia dentale la ritroviamo nel "gummy smile" o "eruzione passiva alterata", quando l'inestetismo dipende da un'eccessiva componente ossea che spinge le gengive a ricoprire la superficie dello smalto dentale. In questi casi si osservano denti molto piccoli con gengive spesso sanguinanti e dolenti.

La componente estetica, anche in questo caso, è molto importante e la risoluzione del problema è chirurgica e consiste nel rimodellare le strutture ossee e riposizionare la gengiva verso l'alto a livello del margine dello smalto. Molti pazienti sono spaventati da queste procedure chirurgiche e dalla prospettiva di ritrovarsi i dentoni. Il risultato estetico è spettacolare!

Queste procedure sono sempre precedute da valutazioni cliniche, effettuate mediante radiografie endorali che permettono di evidenziare correttamente la posizione dell'osso rispetto al dente. Ricreando la stabilità ossea, scongiuriamo l'evoluzione della malattia parodontale rallentando, e in alcuni casi eliminando, la mobilità dentale e riacquistando così la funzione.

Come già accennato precedentemente, le gengive sono un campanello di allarme anche per altre malattie sistemiche. I pazienti affetti da diabete spesso hanno manifestazioni gengivali importanti. Hanno sovente gengive sanguinanti e gonfie, con associata mobilità dentale; questo perché hanno un'alterazione del microcircolo vascolare gengivale che non permette una difesa immunitaria adeguata.

I batteri del cavo orale tendono a diffondersi a livello sistemico, coinvolgendo altri distretti dell'organismo e causando malattie cardiovascolari e renali. Sono inoltre responsabili dello sviluppo dell'artrite reumatoide e infatti, i pazienti che ne sono affetti presentano un'incidenza di malattia parodontale doppia rispetto alla normalità. Si è visto, infatti, che in tutte le patologie sistemiche degenerative esiste un'alterazione della risposta immunitaria che porta a una degenerazione tessutale.

Le problematiche cardiovascolari spesso sono associate a patologie valvolari, in quanto i batteri che diffondono tramite il circolo sanguigno, tendono ad aderire sulle valvole cardiache, portando a una progressiva degenerazione con ridotta funzionalità delle stesse. È importante, prima di iniziare trattamenti odontoiatrici, anche della semplice igiene orale, nei pazienti che sono stati sottoposti a intervento di protesi cardiache o protesi di arto (protesi di anca), attuare una profilassi antibatterica secondo le linee guida dell'AHA (American Heart Association)

Lesioni delle mucose orali

Vorrei parlarti ora di una problematica che sta suscitando tanto interesse nel campo della prevenzione odontoiatrica: le lesioni delle mucose del cavo orale. Durante una prima visita, è opportuno analizzare tutti i distretti del cavo orale e non fermarsi solo alla valutazione dei denti.

Con la diffusione di abitudini come l'utilizzo del tabacco e dell'alcool, si è avuto anche un incremento dell'incidenza del tumore del cavo orale, infatti il tabacco, sotto forma di sigaretta, sigaro e pipa, è il primo responsabile dell'aumento dell'incidenza delle lesioni cancerose a carico della lingua, del pavimento orale, dello spazio retrotonsillare e della mucosa geniena (guance). L'utilizzo della pipa incrementa la formazione del tumore della mucosa labiale. L'abbinamento tra alcool e tabacco incrementa di 5 volte l'insorgenza dei tumori orali.

Altre cause responsabili di patologie tumorali sono da attribuire ad abitudini come il mordersi ripetutamente le labbra o la presenza di manufatti protesici incongrui che possono creare lesioni ulcerate sanguinanti e dolenti che, se non curate in tempo, possono trasformarsi in patologia tumorale. Il trattamento è sempre chirurgico, con la rimozione della lesione in margini sani, cioè estendendosi oltre i limiti della lesione per almeno 1 centimetro.

In queste patologie, la tempestività della diagnosi e del trattamento permette di migliorare molto la prognosi. Nella fase iniziale della lesione, definita precancerosi, si ottengono ottimi risultati anche con la sola rimozione della causa. Quando la lesione non regredisce, è opportuno intervenire con una biopsia allo scopo di analizzarla e classificarla.

La biopsia è un esame che prevede l'asportazione di una piccola parte della lesione da inviare all'anatomopatologo, che ci dirà la natura della neoformazione. Pazienti che vengono sottoposti a interventi di chirurgia demolitiva oggi possono essere ricostruiti mediante l'utilizzo di lembi rivascolarizzati, ristabilendo l'armonia estetico-funzionale.

Alcune volte le patologie tumorali possono interessare il tessuto osseo. In questi casi viene fatta una resezione con compromissione degli elementi dentari. Anche in questo caso i pazienti vengono ricostruiti con lembi liberi ossei rivascolarizzati, rimodellati a costituire la parte di mascellare asportato.

Ricostruiti i mascellari, si ottiene un recupero del profilo facciale, ma ancora manca il recupero della funzione. Oggi, attraverso uno studio virtuale in 3D, è possibile riabilitare la funzione masticatoria ed estetica restituendo una dentizione fissa.

RIEPILOGO DEL CAPITOLO 2:

- SEGRETO n. 1: la carie è la malattia cronica più diffusa al mondo; controlla l'assunzione degli zuccheri e fai attenzione alle white spot e brown spot: sono l'inizio di carie.

- SEGRETO n. 2: le sigillature sono utili se stabili nel tempo, non tutti ne hanno bisogno, dipende dall'anatomia dei molari permanenti.

- SEGRETO n. 3: le problematiche dell'apparato stomatognatico si ripercuotono a livello cervicale, dorsale e posturale; fai in modo che la tua bocca sia sempre in equilibrio.

- SEGRETO n 4: l'implantologia 3D è la nuova frontiera odontoiatrica con minimo trauma chirurgico, minimo rischio e massimo rendimento.

- SEGRETO n. 5: la malattia parodontale è correlata con patologie sistemiche infiammatorie.

- SEGRETO n. 6: fai attenzione alle lesioni delle mucose orali che non regrediscono nel tempo.

Capitolo 3:
Come superare la paura del dentista

Da sempre la paura di sentire dolore è uno dei motivi da cui scaturisce la tipica reazione di fuga. Si attivano quei meccanismi che, liberando determinate sostanze endogene, come l'adrenalina, portano a scappare dall'imminente pericolo. È una forma di sopravvivenza e di difesa che è conservata nella parte del nostro cervello più antica, quella definita rettiliana.

Le manifestazioni più tipiche sono sudorazione, nausea, tachicardia (battito cardiaco accelerato) e, in casi estremi, lo svenimento. Proprio lo svenimento, tipica reazione di alcuni animali di fronte al loro predatore per fingersi morti, è spesso il culmine di una reazione alla paura che porta a posticipare qualsiasi procedura.

Uno degli ambienti più temuti dalla gente è lo studio del dentista. Possiamo definire due motivi che suscitano la paura del dentista, uno legato alla figura in sé e alla sua rappresentazione storica e l'altra legata alla condizione operativa. Da sempre è disegnato come un energumeno spettinato, con il camice insanguinato e con una pinza in mano con attaccato un dente.

È visto così perché, in epoche passate, il suo ruolo era legato alla risoluzione del problema solo ed esclusivamente mediante l'estrazione dell'elemento compromesso; non venivano usate tecniche anestesiologiche di alcun tipo se non lo stordimento con superalcolici. Si ricorreva a lui solo quando la situazione era disperata da un punto di vista clinico, con un dolore che impediva la funzione del dente.

Un altro motivo che porta ad avere paura del dentista è legato alla posizione operativa e al distretto di intervento. La posizione operativa, seppur spesso comoda, suscita un sentimento di inferiorità e di incapacità alla fuga, il distretto operativo, invece, è una cavità situata vicino agli occhi; qualsiasi manovra prevede un'idea di invasività operativa, anche solo con la visita.

Infatti, non potendo vedere cosa avviene nel cavo orale, la soglia di attenzione aumenta e, di conseguenza, anche la paura di sentire dolore. Tanto più è alto il livello di ansia, tanto più si abbassa la soglia di dolorabilità. Fai attenzione, non ho detto dolore, ma dolorabilità, quindi anche toccare il dente sano può essere causa di dolore estremo.

Possiamo identificare 4 livelli di paura. Il primo livello è distinguibile come ansia e non è una vera e propria paura, ma una condizione di agitazione molto diffusa legata all'incerto, a quello che può capitare. Lo stato emotivo è ancora gestito facilmente grazie alla fiducia nei confronti dell'operatore.

Un secondo livello è caratterizzato dalla paura, spesso legata all'attuale condizione patologica, di dolore dentale. È quella situazione per cui si pensa: «Ho già dolore, pensa quando mi toccherà quanto potrà aumentare». Fattore culturale comune è che, quando una persona ha dolore in una qualsiasi parte del corpo, tende a proteggerla e a non farla toccare da nessuno. Lo stesso concetto è riconducibile al cavo orale.

Il terzo, quello forse più difficile da trattare, è l'odontofobia. Si riferisce a quei pazienti che si sono sempre trascurati per paure acquisite da piccoli a causa della *malpractice* di qualche collega che, magari un po' impaziente e sbrigativo, ha lasciato segni oramai indelebili. Le fobie possono insorgere anche a opera di minacce in seguito a marachelle fatte da bambino: «Se non ti comporti bene, ti porto dal dentista», una minaccia che viene metabolizzata come luogo di tortura.

I pazienti odontofobici rifiutano di entrare nelle sale operative e hanno una condizione dentale, legata al rifiuto delle cure o alle cure fai da te, veramente complicata non solo localmente ma, spesso, anche a livello sistemico.

Alla quarta categoria appartengono i pazienti non collaboranti che, in ambiente medico, spesso accentuano il loro comportamento, per cui è necessario trattarli in regime di anestesia generale.

I primi 3 livelli sono gestibili all'interno dell'ambulatorio odontoiatrico. Il paziente ansioso è sufficiente rassicurarlo stemperando la situazione, parlando di altro, dedicandogli del tempo al di là dell'atto operativo, creando un'empatia che lo rassicuri. La sola anestesia locale fatta in punti del cavo orale meno sensibili e con aghi molto sottili è sufficiente al trattamento.

Il paziente pauroso alle volte richiede, in collaborazione con il medico curante, una premedicazione con farmaci che abbassano la soglia della paura. Anche con lui, dedicandogli tempo extra-operativo, si ottengono risultati eccezionali. Il paziente fobico richiede sempre la premedicazione fuori dall'ambiente operativo e, con l'aiuto dell'anestesista, che provvede a sedarlo, si ottengono dei risultati spettacolari.

Se fatta correttamente, la sedazione porta un doppio beneficio: permettere all'operatore di lavorare in modo corretto e al paziente, anche il più fobico, di riportare un'esperienza positiva dal trattamento, tanto da ritornare alle visite successive con uno spirito ben diverso. Spesso ho trattato pazienti con gradi di fobicità elevata, tanto da doverli visitare, per quanto possibile, in sala d'attesa o in un ufficio, lontano dall'ambiente operativo.

Una soluzione alternativa alla sedazione endovenosa e con l'anestesista è il protossido d'azoto, una miscela di gas che viene fatta inalare con una mascherina posizionata attorno al naso. È un ottimo sistema per abbassare la soglia di attenzione, non richiede la necessità di somministrazione di farmaci per via endovenosa ed è gestibile dall'odontoiatra senza l'obbligo dell'anestesista. Di contro esiste un ingombro della mascherina che spinge il labbro e, anche con le macchine più sofisticate, esiste una dispersione del gas che viene inalata dall'operatore. Di fatto, anche con le macchine più sofisticate, i risultati che ottengo con l'aiuto dei miei colleghi anestesisti non sono raggiungibili.

Oltre ai traumi in età pediatrica, i motivi da cui possono scaturire crisi di ansia e paura sono legati alle sostanze utilizzate. La paura di allergie agli anestetici locali è molto diffusa, tanto che, qualche anno fa, una paziente che doveva estrarre un dente ha fatto richiesta esplicita che le venisse tolto senza l'utilizzo di anestetici locali. Questa procedura a me ha creato problemi, sia per la difficoltà etica, sia per la difficoltà operativa.

L'anestesia è considerata la più grande scoperta dell'ultimo secolo. Gli anestetici di oggi hanno bassissimi rischi legati al farmaco ed evitano che, con gli atti operatori, il dolore improvviso con la liberazione di adrenalina e conseguente vasocostrizione periferica, possa dare origine a patologie cardiache gravi in soggetti predisposti. L'anestetico locale, come anche la sedazione, devono essere considerati mezzi che, oltre a ridurre il dolore, aiutano a mantenere in salute il paziente.

Agli inizi della mia carriera lavorativa, ho molto sottovalutato il fattore paura del dentista, tanto che pensavo che, con una pacca sulla spalla e scambiando quattro chiacchiere, e anche un po' ironizzando sul fattore paura del dentista, si esorcizzasse la situazione scomoda. Solo dopo aver approfondito il significato di paura ho veramente capito quello che un paziente prova venendo allo studio e sedendosi, anche solo per una visita, sulla poltrona.

Premetto che soffro di vertigini, e proprio per questo voglio raccontarti la storia che mi ha fatto veramente capire l'odontofobia e attivare ogni mezzo per alleviare la difficoltà di chi ne soffre. Un giorno mentre visitavo Luigi, odontofobico, un carissimo paziente dello studio da sempre – soprannominato "uomo ragno", perché uno dei più grandi montatori di tendaggi da sole a qualsiasi altezza dei palazzi – notai che incominciava a sudare a profusione, tanto che iniziai a scherzare e a ironizzare su questa situazione. Lui, sapendo che soffro di vertigini, per tutta risposta mi rigirò la situazione: «Caro Emanuele, facciamo così, domani mattina devo montare delle tende in un appartamento all'ottavo piano, vieni con me? Sarà una passeggiata, basta stare tranquilli». La frase mi gelò, non ci sarei andato per nulla al mondo. Da lì ho capito cosa vuol dire paura.

Per affrontare la paura vorrei darti un consiglio che, nel tempo, porta i sui frutti. Inizia ad andare dal dentista anche quando non hai bisogno, quando non hai dolore, inizia a fare i controlli periodici facendo anche una semplice seduta di igiene. So benissimo che anche questa procedura sviluppa ansia ma, con piccoli accorgimenti, quando ancora non c'è uno stato infiammatorio acuto, si possono ottenere buoni risultati.

La stessa cosa vale per me. Se pretendessi di salire all'ottavo piano e guardare di sotto, sicuramente l'effetto sarebbe negativo. Se invece salissi un piano alla volta e poi guadassi di sotto, l'effetto sarebbe meno traumatico.

RIEPILOGO DEL CAPITOLO 3:

- SEGRETO n. 1: per combattere la paura del dentista, vacci anche quando non hai un'urgenza e prendi confidenza con l'ambiente.

- SEGRETO n. 2: i trattamenti possono essere fatti con la sedazione cosciente, per cui non riporterai nessun cattivo ricordo.

- SEGRETO n. 3: grazie all'anestesia, non senti alcun dolore.

Capitolo 4:
Come avere un sorriso smagliante

La bellezza è un canone di riferimento interiore che può essere innato o acquisito per istruzione o per consuetudine sociale. Nel suo senso più profondo, la bellezza genera un senso di riflessione benevolo sul significato della propria esistenza nel mondo.

A parere comune, la bellezza si rifà ai canoni di simmetria estetica. Anche Aristotele fu un sostenitore della simmetria come concetto indissolubile dalla bellezza, un'opera d'arte è ben riuscita quando le forme sono proporzionate e in equilibrio, a cui si aggiungono anche delle belle tinte.

Al concetto di bellezza è legata l'informazione da parte della materia presa nel suo insieme e non singolarmente, infatti, un dente estrapolato dalla bocca, nonostante possa avere una bella forma, non esprime un concetto di estetica. Perché si possa esprimere un concetto di estetica deve essere unito al contesto del cavo orale e del volto. Proprio per questo senso di bellezza ed estetica, espresso già nell'antica Grecia, per riabilitare esteticamente una bocca, si devono fare valutazioni ben più complesse.

Molto spesso i pazienti riferiscono un concetto di bellezza legato solo al dente bianco, o dritto, trascurando tutti i parametri di insieme che circondano il dente. Per creare una perfetta armonia, si inizia fotografando il volto e valutando le linee di simmetria, orizzontali e verticali, per poi proseguire con la valutazione intraorale, andando a evidenziare il sorriso, la linea mediana, il profilo frontale e quello laterale.

Osservando nel dettaglio il rapporto delle labbra con i denti, bisogna analizzare la corretta competenza labiale, cioè se sono troppo chiuse, ipercompetenti, condizione che ritroviamo nei portatori di vecchie protesi mobili con i denti consumati o nei bruxisti, o ipocompetenti, condizione che ritroviamo in pazienti che, per conformazione dei mascellari, protesi non corrette o denti malposizionati, non riescono a creare un sigillo labiale corretto.

Nella valutazione intraorale ai fini estetici è importante valutare la giusta proporzione tra il colore rosa delle gengive e il bianco dei denti. Il giusto rapporto deve essere di 1 a 1 e mezzo: la quota bianca deve risaltare di più della componente rosa.

Anche la proiezione anteriore degli elementi dentari, definita *overjet*, e la profondità del morso, ovverosia quanto gli incisivi superiori ricoprono quelli inferiori, definita *overbite*, hanno una rilevanza estetica fondamentale. Da questi può dipendere la conformazione dei mascellari portando, in caso di malposizione, a un'alterazione dei concetti di estetica vista in modo globale.

Nel riequilibrio dei parametri dentali ci viene in aiuto l'ortodonzia, branca dell'odontoiatria oggi in continua evoluzione, che, mediante apparecchi invisibili, con minimo impatto visivo e minimo discomfort, permette di riequilibrare alterazioni da malposizione dentale. Infatti, grazie a questi nuovi sistemi ortodontici, a qualsiasi età è possibile un recupero estetico e funzionale.

L'allineamento dentale solo per fini estetici, se non associato a un corretto equilibrio anche funzionale, può essere causa di disarmonie posturali. Con il riposizionamento dentale si ricrea anche il riequilibrio dei tessuti molli, particolarmente evidente a carico delle labbra.

Grazie a queste tecnologie, consigliare una riabilitazione ortodontica in età adulta, età in cui si fa più caso agli inestetismi ma c'è meno entusiasmo, è più facile. La procedura prevede di prendere un'impronta con tecnica digitale e mandarla presso un laboratorio che elaborerà il trattamento, rimandando il set di mascherine trasparenti necessarie. L'opportunità, a mio avviso vantaggiosa, di questa tecnica è la previsualizzazione del risultato finale, che entusiasma sin da subito il paziente.

Soluzione alternativa alla riabilitazione estetica e funzionale ortodontica, ma che comporta correzioni, compromettendo l'integrità dentale del gruppo frontale, sono le faccette. Questa tecnica protesica permette, mediante una moderata preparazione dentale e l'applicazione di manufatti protesici, di correggere inestetismi dentali di forma e colore.

Anche in questo caso è possibile fare dal tuo dentista una

previsualizzazione del risultato finale definito mockup. Prendendo un'impronta preliminare e mandando, se necessario, delle foto con le eventuali richieste estetiche, dopo qualche giorno sarà pronta una mascherina con il risultato estetico che si vuole raggiungere.

Questo passaggio, a mio avviso, è molto importante perché, in fase preliminare, e ancor prima di toccare il dente, si possono decidere tutte le modifiche per arrivare ad accordo di estetica superlativa. Questa mascherina la puoi indossare per un tempo determinato necessario perché tu possa avere un feedback anche dai tuoi amici e familiari.

I tempi riabilitativi sono molto più rapidi rispetto al trattamento con l'ortodonzia invisibile, riguarda solo i denti frontali e non le arcate complete e, non per ultimo, ha un costo biologico poiché, per posizionare queste soprastrutture in ceramica o resina, secondo il materiale scelto, è necessario rimuovere una piccola componente di smalto. Anche in questo caso bisogna fare tutta una serie di valutazioni estetiche che permettano di ripristinare al meglio anche la funzione.

Queste riabilitazioni estetiche vengono fatte in pazienti motivati e con i denti naturali. Esistono invece altre situazioni che prevedono, con l'aumentare degli anni, la compromissione degli elementi dentari. Mediante tecniche chirurgiche implantologiche e/o protesiche, è possibile riabilitare in modo fisso, ricreando quell'armonia che rientra nei canoni della definizione di estetica e bellezza.

Per raggiungere il risultato estetico e creare un'armonia peri-tissutale, specie nelle persone più grandi di età, che magari per tanti anni hanno portato protesi mobili che, inconsciamente, le hanno costrette a una contrazione labiale per la paura di perderle, è opportuna la collaborazione con la medicina estetica.

Altre cause responsabili della degenerazione tessutale sono riconducibili alla perdita degli elementi dentari e all'assottigliamento delle labbra per la diminuzione dello strato adiposo, con perdita di volume e morbidezza e abbassamento delle commessure labiali.

Le labbra sono un segno caratteristico di ogni individuo,

caratterizzate da volume e morbidezza e particolarmente importanti per la mimica, per parlare, mangiare, sorridere e baciare. Essendo al centro del volto, sono un punto di primo approccio visivo. I continui movimenti sono permessi dalla struttura muscolare che le sostiene, le continue contrazioni sono la causa di sollecitazioni che le porta a progressivi inestetismi, come il cosiddetto codice a barre, a secchezza e a perdita di turgore.

Le labbra sono formate da una zona periorale, definita labbro rosso o vermiglio, e una parte più periferica, definita labbro bianco che, nella parte più alta, confina con l'area sotto il naso, riconoscibile per un solco verticale, detto columella, mentre la parte inferiore, che confina con il vermiglio, è definita arco di cupido e gli angoli della bocca sono denominati commessure labiali.

I parametri dei canoni di bellezza sono caratteri che mettono la giusta armonia tra la forma delle labbra e il resto del volto. Normalmente il labbro superiore ha un'altezza di circa 7 mm nella zona centrale, mentre il labbro inferiore ha una conformazione più carnosa, presentando anche un'altezza di circa 10 mm.

L'obiettivo della medicina estetica è quello di ricreare i corretti turgore e carnosità, ridefinendo le labbra ed eliminando il famoso codice a barre. In caso di trattamenti che potano a un aumento del volume, è sempre opportuno mantenere il corretto equilibrio tra labbro superiore e inferiore, a favore di quest'ultimo, onde evitare un effetto papera.

L'infiltrazione di sostanze riempitive a base acido ialuronico consiste in una procedura mini-invasiva per cui, con aghi sottilissimi, si inietta il riempitivo all'interno della mucosa o lungo il contorno labiale, migliorando il trofismo tessutale e andando a togliere o correggendo, senza stravolgere i connotati naturali facciali, quelle asimmetrie antiestetiche che sono tipici segni dell'età o semplicemente di un'abitudine forzata mantenuta nel tempo.

La procedura è semplice e poco dolorosa, la difficoltà è nell'avere la sensibilità di percepire le richieste, considerando al contempo fattori come età, area da trattare e mimica, per andare a rimuovere correttamente le rughe eccedenti. Viene usato l'acido ialuronico per la capacità di trattenere acqua e ridare un aspetto naturale e il

107

giusto trofismo alle labbra, integrandosi in modo naturale con la biologia.

RIEPILOGO DEL CAPITOLO 4:

- SEGRETO n. 1: l'estetica della bocca non si limita solo al dente, ma a come si esprime nel contesto facciale, guardando anche labbra e gengive.

- SEGRETO n. 2: ortodonzia invisibile e faccette permettono di ricreare una perfetta armonia facciale.

- SEGRETO n. 4: prima di fare qualsiasi trattamento estetico dentale, richiedi la previsualizzazione con il mockup.

- SEGRETO n. 5: dal tuo dentista puoi migliorare anche il profilo labiale, correggendo le piccole imperfezioni.

Conclusione

Ho maturato un'esperienza ventennale portando con me prima di tutto l'esperienza di mio nonno e di mio papà e poi formandomi nel campo della chirurgia orale e delle riabilitazioni estetiche.

Nel mio studio ho stabilito rigidi protocolli riabilitativi, maturati in più di vent'anni di esperienza, che permettono di analizzare situazioni cliniche e risolvere problematiche di natura estetica, funzionale e algica. Grazie al contatto giornaliero con il paziente, ho potuto rendermi conto di come le problematiche del cavo orale possano influenzare la vita quotidiana delle persone. Lo si può vedere in chi soffre di alitosi, di apnee notturne, di bruxismo e di dolori cervicali derivanti da una malocclusione, senza pensare a tutte le patologie dentarie.

Molto spesso noto grande confusione e smarrimento nei pazienti che si rivolgono al professionista, il più delle volte disorientati da pubblicità o notizie traverse che propongono tempi riabilitativi sempre più brevi a costi sempre più bassi. Sia ben chiaro, i tempi riabilitativi sono dettati dalla biologia e non dalle esigenze di ognuno, e tantomeno da uno slogan pubblicitario. La biologia ha tempi di turnover cellulare che non possiamo modificare secondo le nostre esigenze; tutte le volte che li modifichiamo anticipando i tempi, dobbiamo considerare anche un rimedio per come evolverà una procedura, perché ci ritroveremo sempre in situazione di insoddisfazione da parte del paziente e del professionista.

Queste problematiche si manifestano sia nelle procedure conservative sia in quelle di natura chirurgica. A carico dei tessuti molli, possono esserci delle guarigioni con dismorfismi antiestetici, mentre nei settori posteriori si possono manifestare difficoltà a masticare e, in caso di riabilitazioni su impianti, anche la perdita dell'elemento stesso.

Il problema del costo del dentista è una realtà importante, specie negli ultimi tempi, in cui vi è un'incertezza finanziaria diffusa. Vorrei chiarirti che i costi elevati non sono sempre legati al lucrare del dentista sul tuo mal di denti, ma a una serie di costi elevati che esistono dietro una procedura, tanto che l'odontoiatria è l'unica specialità che non viene considerata nel Sistema Sanitario

Nazionale, se non per alcune procedure a basso dispendio economico.

Il costo di una prestazione è direttamente proporzionale a quanto il professionista si dedica alla qualità del prodotto finale. Per tua informazione, esiste un tariffario dell'Ordine dei Medici che ti può essere di aiuto per eventuali ulteriori valutazioni.

Per rispondere all'ultima tipica domanda, ossia "quanto fa male", sono sicuro di poterti rassicurare sul fatto che oggi le cure odontoiatriche, grazie alla più grande scoperta degli ultimi secoli, l'anestesia, sono completamente indolori durante l'atto operatorio. Ci possono essere dei periodi invalidanti nelle ore o nei giorni successivi ma, con un trattamento farmacologico adeguato, sei operativo.

Come ho detto precedentemente, tutto inizia dalla prima visita, il semplice parlare mi dà tantissime informazioni che mi portano a una prima valutazione di natura estetico-funzionale e a estrapolare le esigenze più profonde. Per poter andare avanti con i trattamenti, è importante che si crei un'empatia, senza la quale non si creerebbe un rapporto di fiducia e di stima. Oggi, quello che manca in questo mondo di merchandise medico e odontoiatrico, è guardare in faccia chi ti curerà, sapere con quali tecniche lo farà e percepire quale sarà l'affidabilità nel tempo. Non per ultimo, bisogna che si percepisca il livello di igiene e sterilità degli ambienti dove si verrà trattati.

Igiene e sterilità sono due requisiti imprescindibili per la salute e la qualità del lavoro, al di là di qualsiasi costo. La percezione di uno studio "sano" si può suddividere facendo due considerazioni: una appena si entra, valutando la pulizia degli ambienti e i profumi, l'altra valutando la cura con cui il personale protegge dalla contaminazione, la provenienza degli strumenti e, non per ultimo, lo stoccaggio.

Devi sapere che lo strumentario deve essere tutto sterile e, per avere garanzia di questo, deve essere scartato da una busta con un lato trasparente e uno cartaceo sul quale ci deve essere una striscia marrone, indice che sicuramente ha fatto il passaggio in autoclave.

Se vuoi verificare ulteriormente la cura che lo studio riversa nella sterilizzazione dello strumento, puoi chiedere di farti mostrare la sala sterilizzazione, per certi versi è come la cucina di un ristorante, da li percepisci la vera cura dell'ambiente.

Adesso che abbiamo visto insieme tutta una serie di fattori responsabili di problematiche sistemiche, dentarie, la loro correlazione e come una non cura del cavo orale possa essere responsabile di atteggiamenti di insicurezza, sei pronto a riprendere quella fiducia verso te stesso ristabilendo un aspetto estetico sorprendente e una migliorata funzione? Immagino che la tua risposta sia sì.

Questo invito è per te che hai voglia di raggiungere il tuo benessere psicofisico, che meriti, e per migliorare la qualità della tua vita. Con questo libro spero di aver contribuito a chiarire alcuni dubbi e perplessità che puoi avere sul mondo odontoiatrico e, nello specifico, spero di aver contribuito a farti iniziare ad affrontare le prime valutazioni necessarie per cambiare il tuo stile di vita e le abitudini viziate che ti hanno allontanato dal percepire uno stato di benessere sistemico.

Vorrei che tu capisca come la valutazione estetica debba essere effettuata tramite l'analisi oggettiva dei canoni di bellezza, per poi passare a un'analisi soggettiva delle tue esigenze. L'odontoiatria non è solo estetica, come avrai capito, ma anche una funzione che coinvolge tutto l'organismo; quindi, con i mezzi appropriati, si può valutare come trattare alcuni dolori che ti impediscono la normale attività quotidiana, come un ricorrente mal di testa o un ricorrente mal di schiena.

L'utilizzo di tecnologie di ultimissima generazione, come la pedana baropodometrica, associata a elettromiografia dei muscoli masticatori e dispositivi a energia fotonica, assieme a un'analisi obiettiva, ci portano a riequilibrare il corpo nello spazio tridimensionale.

A volte la mancanza di un dente porta allo squilibrio posturale, e la convinzione che il riposizionamento dell'elemento mancante avverrà con una tecnica minimamente invasiva prestabilita al computer e la conseguente registrazione con sensori intraorali, facilita la voglia del recupero.

Esami obiettivi specifici permettono di far capire immediatamente al paziente la reale condizione patologica, così da invogliarlo a procedere con le cure. Con esami fatti in passato a pazienti portatori di protesi mobili, mediante l'utilizzo delle tecnologie digitali, ho potuto far vedere direttamente all'interessato come cambia la propriocezione a livello podalico con e senza protesi, come cambiano l'appoggio plantare e la postura.

Spero di averti fornito le nozioni fondamentali per capire come affrontare i tuoi problemi, verificare la condizione del tuo corpo e raggiungere il tuo benessere psicofisico.

Se volessi approfondire alcuni argomenti, essere continuamente aggiornato sulle ultime novità in campo odontoiatrico o vedere se la condizione del tuo cavo orale è in equilibrio, ti invito a contattarmi lasciandomi i tuoi recapiti di posta elettronica e telefonici.

studiociulli@hotmail.it

emanueleciulli@hotmail.com

Istagram: emanueleciulli

Facebook: emanuele ciulli (studio odontoiatrico emanuele ciulli)

Se invece hai piacere a venirmi a trovare presso il mio studio, mi trovi qui:

STUDIO ODONTOIATRICO CIULLI

Via Appia Nuova, 103 int.5 – 00183 Roma

Telefono: 06/70496692

Sito web: https://www.studiodentisticociulli.it

info@studiodentisticociulli.it